SpringerWien NewYork

Margret Weissenbacher
Elisabeth Horvath

Pflegediagnosen für die Kinder- und Jugendlichenpflege

Ein Praxisbuch

unter Mitarbeit von:
Edith Böhm
Michaela Gansch
Johanna Göb
Kristina-Birgit Grau
Brigitte Krenn
Anneliese Kröpfl
Angelika Krutil
Ursula Molidor
Burgi Osl
Brigitte Rauchöcker
Manuela Smetana
Gertrude Stoiber
Christa Tax

SpringerWienNewYork

Margret Weissenbacher

DKKS, Akad. Lehrerin für Gesundheits- und Krankenpflege
Stabsstelle Pflegequalitätsentwicklung
St. Anna Kinderspital
Kinderspitalgasse 6
A-1090 Wien

Elisabeth Horvath

DKKS, Stationsleitung
LKH-Universitätsklinikum Graz
Allgemeinpädiatrische Intensivstation und Brandverletzteneinheit
Auenbruggerplatz 30
A-8036 Graz

© 2008 Springer-Verlag/Wien • Printed in Austria
Springer-Verlag Wien New York ist ein Unternehmen von
Springer Science+Business Media
springer.at

Umschlagbild: iStockphoto/Strong Girl/Steve Cole
Symbole: ccvision.de
Layout: Martin Gaal
PTP-Berlin Protago-TEX-Production GmbH, Berlin
Druck: Holzhausen Druck + Medien, 1140 Wien
Gedruckt auf säurefreiem, chlorfrei gebleichtem Papier – TCF
SPIN: 12075317

Mit 5 Abbildungen

Bibliografische Information der Deutschen Nationalbibliothek
Die Deutsche Nationalbibliothek verzeichnet diese Publikation in der Deutschen Nationalbibliografie; detaillierte bibliografische Daten sind im Internet über http://dnb.d-nb.de abrufbar.

ISBN-13   978-3-211-74807-7 Springer-Verlag Wien New York

Geleitwort

Voll Stolz und Freude darf ich als Präsidentin des Berufsverbandes Kinderkrankenpflege Österreich (BKKÖ) das Buch „Pflegediagnosen für die Kinder- und Jugendlichenpflege" mit meinem Geleitwort versehen. Der Entstehungsprozess dieses Werkes ist ein starkes Zeichen der Verselbstständigung der Kinder- und Jugendlichenpflege. Die Grundlagen der beruflichen Aus- und Fortbildung stammen zunehmend aus der eigenen Berufsgruppe.
In einem Zeitraum von sieben Jahren erfolgte die Überarbeitung und Adaptierung der NANDA-Pflegediagnosen in einer Gruppe von diplomierten Pflegepersonen, die sich aus allen Einsatzbereichen der Säuglings-, Kinder- und Jugendlichenpflege quer durch Österreich zusammensetzte.

Es gehört zum Berufsbild und zur Berufspflicht des gehobenen Dienstes für Gesundheits- und Krankenpflege, Pflegediagnostik als Teil des eigenverantwortlichen Tätigkeitsbereiches zu praktizieren. Der Berufsverband Kinderkrankenpflege sieht es als seine Aufgabe, die fachliche Kompetenz in der Kinder- und Jugendlichenpflege zu fördern und aus unserem Dienstleistungsverständnis heraus, der/dem Einzelnen Unterstützung anzubieten.
In der deutschsprachigen Pflegeliteratur fehlen Pflegediagnosen für Kinder und Jugendliche. Auf ersten Erfahrungen mit Pflegediagnostik im St. Anna Kinderspital, Wien, aufbauend, wurde die Projektgruppe „Pflegediagnosen" im BKKÖ ins Leben gerufen.

Die Pflegediagnosen basieren auf unserem Menschenbild, das sich an Kindern und Jugendlichen orientiert, die in ihren biologischen, psychosozialen, kulturellen und geistigen Bedürfnissen als einzigartige Wesen respektiert werden.
Kinder- und Jugendlichenpflege hat einen fundamentalen Beitrag für das Wohlbefinden, die Gesundheit und die Entwicklung gesunder, kranker und behinderter Kinder und Jugendlicher samt ihren Familien intra- und extramural zu leisten.
Die Unterstützung, Anleitung und Schulung von pflegenden Angehörigen gewinnt immer mehr an Bedeutung. „Family Nursing" ist ein Begriff und eine Forderung, die in der Kinder- und Jugendlichenpflege immer breiteren Raum gewinnt.

Die Projektgruppe war bemüht, alle Strömungen in der professionellen Pflege zu erfassen und in die Adaptation der jeweiligen Diagnosen einfließen zu lassen.

Ich danke allen Mitarbeiterinnen der Projektgruppe „Pflegediagnosen" für die Weitergabe ihres speziellen Wissens und die Bereitschaft – zum Teil auch in der Freizeit –, dieses Buch zu entwickeln.
Damit wurde ein weiterer Schritt in Richtung Professionalisierung der Kinder- und Jugendlichenpflege gesetzt.

Maria Jesse
Präsidentin BKKÖ

Vorwort

Ausgangssituation

Im Jahr 2000 wollte sich die bestehende Arbeitsgruppe des BKKÖ „Pflegedokumentation in der Kinder- und Jugendlichenpflege" nach zweijähriger Tätigkeit und Zielerreichung neuen Aufgaben widmen.

Sie bildete in derselben Zusammensetzung eine Projektgruppe mit einer neuen Aufgabenstellung zum aktuellen Thema „Pflegediagnosen in der Kinder- und Jugendlichenpflege".

Die Projektgruppe bestand aus fünfzehn engagierten diplomierten Pflegepersonen aus sechs Bundesländern, welche in unterschiedlichen Bereichen und Funktionen tätig sind und damit verschiedene Sichtweisen und Aspekte zur Thematik in die Gruppe bzw. in die Arbeit einbringen konnten.

Die Thematik der neuen Aufgabe ergab sich zwangsläufig aus den im Pflegealltag erlebten Schwierigkeiten bei der Umsetzung des § 14 Abs. 2, Z 2, 3 des GuKG[1]. Die Erfüllung der gesetzlichen Vorgaben in der Kinder- und Jugendlichenpflege wird durch die Tatsache erschwert, dass bisher keine adäquaten und einheitlich formulierten Pflegediagnosen für den Spezialbereich Kinder und Jugendliche zur Verfügung stehen.

Koordination und Arbeitsablauf der Projektgruppe

Die Arbeitssitzungen der Projektgruppe fanden von 2000 bis 2006 zweimal pro Jahr für jeweils zwei Tage statt. In Kleingruppen wurden Konzepte für die einzelnen, speziell für die Kinder- und Jugendlichenpflege angepassten Pflegediagnosen vorbereitet. Diese Konzepte wurden beim Treffen der gesamten Projektgruppe präsentiert. Inhaltlich wurden sie ergänzt, verbessert, jedes Wort wurde kritisch hinterfragt, und nach intensiven Diskussionen gemeinsam fertig gestellt.

Mit diesem breiten Wissensspektrum und der intensiven Auseinandersetzung mit der Thematik wurde eine solide, gute Ergebnisqualität erzielt.

Aufbau des Buches – Benutzertipps

Mit Hilfe eines Farbleitsystems (Übersichtstabelle) im Inhaltsverzeichnis, welches sich der thematischen Gliederung von Doenges/Moorhouse/Geissler-Murr bedient, kann der gewünschte Themenbereich einfach gefunden werden.
Innerhalb des Themenbereiches wurden im Bedarfsfall von der Projektgruppe bestimmte Pflegediagnosenkategorien geschaffen. Einleitend für alle bearbeiteten Pflegediagnosen wurden Schwerpunkte und Besonderheiten der Kinder- und Jugendlichenpflege aufgelistet.

---

1 108. Bundesgesetz: Gesundheits- und Krankenpflegegesetz 09/1997

Pflegediagnosen in der Kinder- und Jugendlichenpflege

Nach eingehenden Literaturrecherchen und einer intensiven Auseinandersetzung mit der Thematik einigte sich die Projektgruppe, die Pflegediagnosen nach NANDA (North American Nursing Diagnosis Association) als geeignete Arbeitsgrundlage zu verwenden.
NANDA-Pflegediagnosen sind international bekannt (1. Konferenz 1973), werden häufig verwendet, ständig geprüft, erforscht und weiterentwickelt.

Die Grundlage im Rahmen der Adaptierung bildet das Buch:
Doenges M. E., Moorhouse M. F., Geissler-Murr A. C.: Pflegediagnosen und Maßnahmen.
Verlag Hans Huber, Bern, 2002, 3. Auflage

Die Auswahl jener NANDA-Pflegediagnosen, welche einer Adaptierung an die Bedürfnisse der Kinder- und Jugendlichenpflege entsprechend der gesetzlichen Vorgaben des GuKG zugeführt wurden, erfolgte bedarfsorientiert.
Um den Anforderungen bei der praktischen Anwendung entsprechen zu können, wurde die Strukturierung der Pflegediagnosen nicht vollständig übernommen.

In der Kinder- und Jugendlichenpflege ist neben der Nutzung der Ressourcen des Patienten auch die Ressource „Bezugsperson" von essenzieller Bedeutung. Die Integration der Ressourcen der Bezugsperson in die Pflege fördert die Interaktion zwischen Patient, Bezugsperson und Pflegeperson. Sie verstärkt das „Wir-Gefühl" und eine für alle Beteiligten positive Zusammenarbeit als „Team".

Aus diesem Grunde wurde die Kategorie „Ressourcen" in der Pflegediagnose geschaffen. Damit werden Ressourcen nicht nur in der Pflegeanamnese erhoben, sondern gezielt in die Pflegeplanung integriert. Die Förderung der Selbstpflegefähigkeit wird dadurch entscheidend beeinflusst.

Nutzen

Die adaptierten Pflegediagnosen dienen Pflegepersonen als Grundlage bei der Erstellung von individuellen Pflegeplanungen und Standardpflegeplänen. Sie sind mit den Bedürfnismodellen N. Roper und D. Orem kompatibel.

Einen wichtigen Beitrag liefern sie in der Pflegequalitätsentwicklungsarbeit und Pflegeforschung.

Durch die Möglichkeit, sich in der Kinder- und Jugendlichenpflege einer österreichweit einheitlichen Fachsprache zu bedienen, wurde ein weiterer wesentlicher Schritt auf dem Weg zur Professionalisierung gesetzt.

Der besseren Lesbarkeit halber wurde im Text bei personenbezogenen Bezeichnungen nur die männliche Form verwendet. Selbstverständlich sind damit weibliche wie männliche Personen gleichermaßen gemeint.

Besonderes Augenmerk wurde bei der Erstellung auf Praktikabilität und Praxisbezogenheit gelegt, entsprechend dem Leitsatz der Projektgruppe:

„Aus der Praxis für die Praxis"

Viel Erfolg bei der Anwendung!

Die Autorinnen

Inhaltsverzeichnis

Strukturierung der Pflegediagnosen

Um den Anforderungen bei der praktischen Anwendung entsprechen zu können, wurde die Strukturierung der Pflegediagnosen nach NANDA nicht vollständig übernommen. Es wurde eine Neustrukturierung vorgenommen.

Inwieweit die Neustrukturierung tatsächlich Vorteile bei der Umsetzung in die Praxis bietet, werden die Rückmeldungen der Anwender zeigen.

Beispiel: Aktuelle Pflegediagnosen*

NANDA	Pflegediagnosen in der Kinder- und Jugendlichenpflege
1. Definition	**1. Definition**
Anmerkung: Definitionen werden vollständig übernommen	
2. Mögliche Faktoren	**2. Ätiologie** Differentialdiagnosen
Anmerkung: Entsprechend PÄS	
3. Merkmale 1. subjektive 2. objektive 3. weitere Merkmale	**3. Zeichen/Symptome**
Anmerkung: Die Einteilung in subjektive und objektive Zeichen/Symptome wurde übernommen. Da es Zeichen/Symptome gibt, welche sowohl der subjektiven als auch der objektiven Kategorie zuordenbar sind, wurde eine zusätzliche Kategorie geschaffen. Die pathophysiologischen Symptome wurden in die objektiven Kategorien integriert. Deren Erfassung ist ein wichtiger Teil, um den Aufgaben des mitverantwortlichen Tätigkeitsbereiches gerecht zu werden. Zu den drei Kategorien lassen sich alle Zeichen/Symptome zuordnen.	
4. Patientenbezogene Pflege-ziele/Kriterien zur Evaluation	**4. Zielsetzung**
Anmerkung: Die Angabe der Zielsetzungen des Patienten/der Bezugsperson sind Kriterien der Evaluation. Dem übergeordnet wurde die Kurzdefinition „Zielsetzung".	

* ausgenommen: Pflegediagnosen „Selbstversorgungsdefizit"

| **NANDA** | **Pflegediagnosen in der Kinder- und Jugendlichenpflege** |

5. Maßnahmen

1. Pflegepriorität: Erkennen von ursächlichen/begünstigenden Faktoren
2. Pflegepriorität: Beurteilen des Ausmaßes der Störung/Einschränkung
3. Pflegepriorität: Korrigieren/Ersetzen der Verluste
4. Pflegepriorität: Fördern des Wohlbefindens (Beraten/Ausbilden)

5. Maßnahmen

5.1 Erkennen/Ermitteln/Beobachten
5.2 Maßnahmen
5.2.1 Pflegerische Maßnahmen
5.2.2 Maßnahmen lt. AVO
5.3 Fördern des Wohlbefindens – Unterstützung/Beratung/Ausbildung
5.4 Prävention/Prophylaxe

Anmerkung: Die Grobeinteilung der Maßnahmen bei NANDA erfolgte nach Pflegediagnose in unterschiedlicher Form.
Bei den Pflegediagnosen in der Kinder- und Jugendlichenpflege erfolgte die Einteilung der Maßnahmen bei den aktuellen und potenziellen Pflegediagnosen gleich.
Die Einteilung der Maßnahmen wurde beeinflusst durch das GuKG (schwerpunktmäßig §14/§15) und die speziellen Anforderungen an die Kinder- und Jugendlichenpflege.

Kategorie nicht vorhanden

6. Ressourcen

6.1 Patient
6.2 Bezugsperson

Anmerkung: Die Kategorie „Ressourcen" wurde geschaffen, um vorhandene Ressourcen nicht nur im Rahmen der Pflegeanamnese zu erfassen, sondern um eine Bewusstseinsbildung hinsichtlich gezielter Integration in den Pflegeprozess zu fördern. Besonders in der Pflege von Kindern und Jugendlichen kann die Ressource „Bezugsperson" ein wesentliches Potenzial sein, welches die Interaktion zwischen dem Patienten und der Pflegeperson begünstigt.

Bei Potenziellen Pflegediagnosen entfällt sowohl die Einteilung in Ätiologie als auch in Zeichen/Symptome. Es werden Risikofaktoren angeführt. Die restliche Strukturierung ist mit den aktuellen Pflegediagnosen ident.

Strukturierung der Pflegediagnosen „Selbstversorgungsdefizit": siehe die den einzelnen Pflegediagnosen vorangestellte Einführung.

Abkürzungsverzeichnis

AVO	Arztverordnung
CF	Cystische Fibrose
CO_2	Kohlendioxid
DD	Differenzialdiagnose
FG	Frühgeborene
GG	Geburtsgewicht
Hb	Hämoglobin
Hk	Hämatokrit
HWI	Harnwegsinfektion
KH	Krankenhaus
LJ	Lebensjahr
O_2	Sauerstoff
OCRG	Oxycardiorespirogramm
OP	Operation
PD	Pflegediagnose
p.o.	per os
RR	Blutdruck
TE	Tonsillektomie

Die Autorinnen

Edith Böhm
Mitarbeit bis 9/2003

Michaela Gansch DGKS
Akademische Pflegemanagerin
Landesklinikum St. Pölten
Pflegedirektion/Personal
Probst-Führer-Straße 4, 3100 St. Pölten
Tel. 02742 300-2040
E-Mail: michaela.gansch@stpoelten.lknoe.at

Johanna Göb DKKS
Wilhelminenspital der Stadt Wien
Kinderinfektionsambulanz
Montlearstraße 37, 1160 Wien
Tel. 01 49150-2810
E-Mail: johanna.goeb@wienkav.at

Kristina-Birgit Grau
Mitarbeit bis 4/2002

Elisabeth Horvath DKKS
Stationsleitung
LKH-Universitätsklinikum Graz
Allgemeinpädiatrische Intensivstation und Brandverletzteneinheit
Auenbruggerplatz 30, 8036 Graz
Tel. 0316 385-2632
E-Mail: elisabeth.horvath@klinikum-graz.at

Brigitte Krenn DKKS
Stationsleitung
Universitätsklinik für Kinder- und Jugendheilkunde Innsbruck
Allgemeine pädiatrische Station
Anichstraße 35, 6020 Innsbruck
Tel. 0512 504-23542
E-Mail: kinderklinik.beobachtung@uklibk.ac.at

Die Autorinnen

Anneliese Kröpfl DKKS

LKH-Universitätsklinikum Graz
Pädiatrische Kardiologie/Neonatologie
Auenbruggerplatz 30, 8036 Graz
Tel. 0316 385-80500
E-Mail: anneliese.kroepfl@aon.at

Angelika Krutil DKKS

Sozialmedizinisches Zentrum Ost
Kinderchirurgische Abteilung
Langobardenstraße 122, 1220 Wien
E-Mail: a.krutil@gmx.at

Ursula Molidor DKKS

LKH-Universitätsklinikum Graz
Klinische Abteilung für Neonatologie/Intensivstation
Auenbruggerplatz 30, 8036 Graz
Tel. 0316 385-2624
E-Mail: molidor@chello.at

Burgi Osl DKKS

Pflegeexpertin
OSR. Stv./Kinderklinik
Universitätsklinik für Kinder- und Jugendheilkunde Innsbruck
Anichstraße 35, 6020 Innsbruck
Tel. 0512 504-23487
E-Mail: notburga.osl@uklibk.ac.at

Brigitte Rauchöcker DGKS

Akademische Lehrerin für Gesundheits- und Krankenpflege
Gesundheits- und Krankenpflegeschule Tulln
Alter Ziegelweg 10, 3430 Tulln
Tel. 02272 60140-100
E-Mail: brigitte.rauchoecker@tulln.lknoe.at

Manuela Smetana DKKS, DGKS

Gesundheitszentrum Astoria
Bad Gastein
Tel. 0664 4041327
E-Mail: manuela.smetana@gmx.at

Gertrude Stoiber DKKS

Mitarbeit bis 4/2004

Christa Tax DKKS, MSc

Pflegedirektorin
LKH-Universitätsklinikum Graz
Auenbruggerplatz 1/1. St., 8036 Graz
Tel. 0316 385-2555
E-Mail: christa.tax@klinikum-graz.at

Margret Weissenbacher DKKS

Akademische Lehrerin für Gesundheits- und Krankenpflege
Stabsstelle Pflegequalitätsentwicklung
St. Anna Kinderspital
Kinderspitalgasse 6, 1090 Wien
Tel. 01 40170-1553
E-Mail: margret.weissenbacher@stanna.at

Beeinträchtigte körperliche Mobilität

Elisabeth Horvath, Anneliese Kröpfl, Ursula Molidor, Christa Tax

Einführung

Ein wesentliches Kriterium in der Kinder- und Jugendlichenpflege bei der Pflegediagnose „Beeinträchtigte körperliche Mobilität" ist die altersabhängige und entwicklungsbedingte Mobilität des Kindes (siehe Abb. 1).

Besonderes Augenmerk ist auf Kinder mit eingeschränktem natürlichem Bewegungsdrang („brave" Kinder, ruhige Kinder) zu legen. Diese sind zu unterstützen bzw. benötigen eine spezielle und intensive Förderung.

Bewegungen, die mit Schmerzen verbunden sind, erfordern von Seiten der Pflegeperson großes Einfühlungsvermögen, Motivation sowie Lob und Anerkennung.

Ein weiterer Schwerpunkt ist die Miteinbeziehung der Bezugsperson. Durch Information und Aufklärung soll sie entsprechendes Wissen über Mobilität erlangen, um damit das Kind kompetent unterstützen zu können.

Häufig ist Mobilisation nur durch den Einsatz von Hilfsmitteln, die kinderfreundlich gestaltet sein sollen, möglich.

Die Immobilität stellt neben der körperlichen Beeinträchtigung auch eine nicht zu vernachlässigende psychische Belastung dar. Deshalb ist die Information und die Integration des Kindes in sein soziales Umfeld (Aufklärung der Umgebung – z. B. Kindergarten, Schule) von großer Bedeutung.

Schwerpunkte in der Kinder- und Jugendlichenpflege

- Berücksichtigung des Alters und Entwicklungsstandes des Patienten
- Erschwerte Aufklärung
- Situationsbedingt erschwerte Kooperation mit Patient/Bezugsperson
- Symptome des Patienten und Äußerungen der Bezugsperson sind von der Pflegeperson zu interpretieren
- Kreative Ablenkung/Motivation
- Information, Aufklärung und Miteinbeziehung der Bezugsperson in mobilitätsfördernde Maßnahmen
- Konsequenz der therapeutischen Übungen

- Integration in das soziale Umfeld
- Empathie

Empfohlene Klassifikation des Funktionsniveaus:

Kodierung nach Jones, E. et al.: Patientenklassifikation bei Langzeitpflege: Handbuch, HEW, Publikation Nr. HRA-74-3107, November 1974

0 Vollständige Unabhängigkeit
1 Braucht Hilfsmittel oder Gerät
2 Braucht Hilfe, Überwachung oder Anleitung einer Person
3 Braucht Hilfe einer Person und Hilfsmittel oder Gerät
4 Abhängigkeit, macht nicht aktiv mit

Abb. 1: Schema zur Beurteilung der altersabhängigen, entwicklungsbedingten Mobilitätsbeeinträchtigung

```
┌─────────────────────────────────────────────────────────────────────┐
│        Altersabhängige, entwicklungsbedingte Mobilitätsbeeinträchtigung │
└─────────────────────────────────────────────────────────────────────┘

   1. Lebensjahr              1.–6. Lebensjahr           6.–18. Lebensjahr

  physiolog.  patholog.      physiolog.  patholog.                patholog.

  angeboren   erworben       angeboren   erworben       angeboren   erworben
```

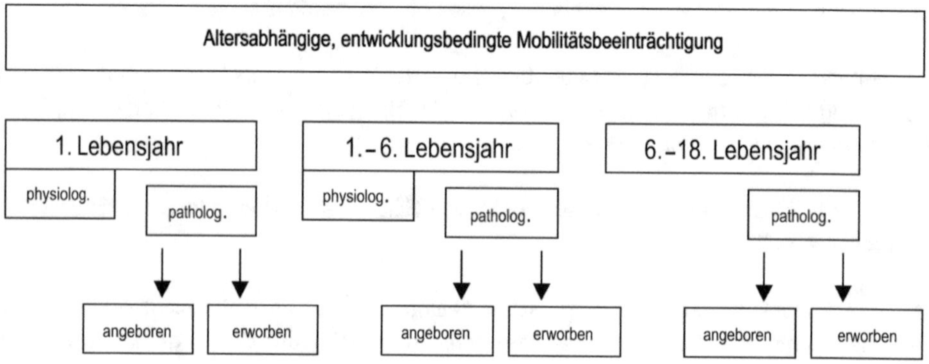

Beeinträchtigte körperliche Mobilität

Taxonomie 1 R: Sich bewegen (6.1.1.1/1973; R 1998)
Taxonomie 2: Aktivität/Ruhe, Aktivität/Bewegung (00085/1973; R 1998)
NANDA-Originalbezeichnung: „Impaired Physical Mobility"
[Thematische Gliederung: Sicherheit]

1. Definition

Eine Einschränkung der unabhängigen, zielgerichteten physischen Bewegung des Körpers oder einer oder mehrerer Extremitäten.

2. Ätiologie*

- Altersbedingte Unselbstständigkeit/Unfähigkeit
- Neuromuskuläre/muskuloskeletale Beeinträchtigung
- Angeborene Missbildung des Bewegungsapparates
- Verminderte/fehlende Muskelkraft, -kontrolle und/oder -masse
  - Gelenkssteifigkeit oder Kontraktur
  - Verminderte Knochenfestigkeit und/oder -stabilität
- Gleichgewichtsstörung
- Begrenzte kardiovaskuläre Ausdauer
- Posttraumatische Veränderung (Kinderunfälle)
- Assoziation: Bewegung = Schmerz
- Aktivitätsintoleranz/fehlende und/oder verminderte Kraft und Ausdauer
- Postoperative Schwäche, Durchgangssyndrom
- Teilweise oder generalisierte Mangelernährung, veränderter Zellstoffwechsel
- Adipositas
- Wahrnehmungsstörung oder kognitive Beeinträchtigung
  (z. B. Sehbeeinträchtigung, Hörbeeinträchtigung)
- Desorientierung
  - Umgebung fremd und ungewohnt
  - Hindernisse in der Umgebung
  - Wechsel/Fehlen der Bezugsperson
- Schmerzen, Missbehagen (z. B. unzureichendes Schmerzmanagement)
- Nebenwirkungen von Alkohol, Medikamenten und Drogen
- Depressive Stimmung oder Angstgefühl
- Mangelndes Interesse/fehlende Motivation
- Hospitalisierung/Regression
- Verordnete Bewegungseinschränkung/Sicherheitsmaßnahmen
  (z. B. Bettruhe, Ruhigstellung der Extremität)
- Fehlendes Wissen über die Bedeutung körperlicher Bewegung

---

* Achtung: Inhalt abweichend vom Original → Originaltext siehe: Doenges M.E. et al., 2002, S. 518

- Sitzende Lebensweise/Inaktivität (z. B. langes Sitzen am Computer)
- Fehlende physische oder soziale Unterstützung/Förderung durch die Umgebung
- Kulturelle Vorstellungen über altersentsprechende Bewegung

DD: z. B.
- Wahrnehmungsstörung
- Beeinträchtigte verbale Kommunikation
- Schmerz akut/chronisch
- Verzögerte(s) Wachstum und Entwicklung
- Unwirksames Therapiemanagement
- Unwirksames familiäres Therapiemanagement
- Beeinträchtigte Gehfähigkeit
- Beeinträchtigte Rollstuhl-Mobilität
- Beeinträchtigte Transferfähigkeit
- Beeinträchtigte Bett-Mobilität
- Gefahr der Hautschädigung

3. Zeichen/Symptome*
3.1 Subjektiv

- Verbale Äußerung über
  - Unbehagen
  - Schmerzen
  - Angst
  - fehlende Motivation/Bewegungsbereitschaft

3.2 Subjektiv/objektiv

- Schwitzen
- Erschöpfung

3.3 Objektiv

- Begrenzte Bewegungsfähigkeit/Beweglichkeit
- Begrenzte Fähigkeit, grob-/feinmotorische Bewegungen auszuführen
- Beeinträchtigte Bewegungskoordination
- Verlangsamte Bewegungen
- Unkontrollierte oder ruckartig/holprige Bewegungen
- Verminderte Reaktionsfähigkeit
- Gangveränderungen (z. B. verminderte Gehgeschwindigkeit, Schwierigkeiten bei den ersten Schritten, kleinschrittiger schlurfender Gang, deutliche Seitenneigung beim Gehen)

---

* Achtung: Inhalt abweichend vom Original → Originaltext siehe: Doenges M.E. et al., 2002, S. 518 f

- Bewegungsbedingte(r) Kurzatmigkeit/Tremor
- Findet Ersatz für die eigene Bewegung
- Adipositas
- Haltungsbedingte Instabilität

4. Zielsetzung

- Der Patient/die Bezugsperson kennt verursachende Faktoren für die beeinträchtigte Mobilität
- Der Patient/die Bezugsperson ist in der Lage, die Situation, Risikofaktoren sowie die Pflegetherapie und Sicherheitsmaßnahmen zu verstehen
- Der Patient/die Bezugsperson ist über schmerzlindernde Maßnahmen informiert und wendet diese an
- Der Patient/die Bezugsperson ist bereit, die Pflegetherapie aktiv zu unterstützen
- Der Patient/die Bezugsperson beteiligt sich im Rahmen seiner/ihrer Möglichkeiten an der Behandlung
- Der Patient/die Bezugsperson hält sich an die empfohlene Therapie
- Der Patient/die Bezugsperson führt Bewegungsübungen durch
- Der Patient/die Bezugsperson lernt/übt Techniken und Verhaltensweisen, die eine Wiederaufnahme von Aktivitäten ermöglichen
- Der Patient/die Bezugsperson erlernt die Handhabung und den Einsatz der erforderlichen Hilfsmittel/Geräte
- Der Patient äußert verbal eine Besserung in seinem Wohlbefinden (körperliches, psychisches, soziales)
- Der Patient berichtet über Verminderung der Symptome/Beschwerden bzw. über Beschwerdefreiheit
- Am Patienten sind Zeichen sichtbar, welche auf eine Linderung der Beschwerden bzw. auf Beschwerdefreiheit hindeuten
- Der Patient bewahrt die Funktionstüchtigkeit des Bewegungsapparates
- Der Patient bewahrt oder verbessert die Kraft oder Funktionsfähigkeit des betroffenen und/oder ausgleichenden Körperteils
- Die Bezugsperson kennt, unterstützt und fördert die altersentsprechende/entwicklungs- bedingte Mobilität
- Der Patient/die Bezugsperson verständigt die Pflegeperson, wenn sich die Symptome ändern
- Der Patient berichtet über eine Reduzierung von Angst und Stress
- Am Patienten sind Zeichen sichtbar, welche auf eine Reduzierung von Angst und Stress hindeuten
- Der Patient bleibt infektions-/verletzungsfrei (z. B. keine Hautschäden, Knochenbrüche)
- Der Patient/die Bezugsperson kennt präventive Maßnahmen, körperlicher Immobilität vorzubeugen

5. Maßnahmen

5.1 Erkennen/Ermitteln/Beobachten ...

- individueller Bedürfnisse/Ressourcen
- des Wissensstandes des Patienten/der Bezugsperson hinsichtlich der vorliegenden Bewegungseinschränkung und Behandlung
- ursächlicher/beeinflussender Faktoren
- der Schmerzanamnese
- des Allgemeinbefindens
- des Energieniveaus
- des Ausmaßes der Bewegungseinschränkung mit Hilfe der empfohlenen Klassifikation
- der Bewegungen des Patienten sowie sein psychisches Verhalten bei Problemen aufgrund der Bewegungseinschränkung
- der Bewegungen des Patienten, wenn sich dieser nicht bewusst ist, dass er beobachtet wird (um Unstimmigkeiten zwischen Aussagen und Realität zu erkennen)
- der Wahrnehmung des Patienten bezüglich notwendiger Aktivität/Bewegung
- des Ausmaßes der kognitiven Wahrnehmungsfähigkeit und der Fähigkeit, Anweisungen zu befolgen
- des Ernährungszustandes
- der Wirkung/Nebenwirkung von Medikamenten
  - Wirksamkeitskontrolle der Schmerzmedikamente
  - Erkennen medikamentöser Nebenwirkungen
- der Laborwerte

5.2 Maßnahmen
5.2.1 Pflegerische Maßnahmen

- Einbeziehen des Patienten/der Bezugsperson in die Pflege
- Vorbereitung/Verabreichung der Medikamente
- Einplanen angemessener Ruhepausen zwischen den Aktivitäten
- Individuelle Hautpflege
- Sorgen für eine zeitgerechte Verabreichung des verordneten Schmerzmittels (z.B. vor der Aktivität)
- Beschaffung notwendiger Hilfsmittel (z.B. Gehwagen, Rollstuhl, Stock)
- Basale Stimulation® (z.B. atemstimulierende Einreibung, Kopfwendebewegung bei Gleichgewichtsstörung)
- Lagerung des Patienten nach einem individuell erstellten Zeitplan
- Physikalische Schmerzlinderung
- Überwachung des Patienten während der Behandlung mit therapeutischen Apparaten (z.B. Motorschiene)
- Motivation zu körperlicher Bewegung
- Vermitteln von Sicherheit (z.B. Angst reduzieren, Unterstützung beim Aufstehen, bei Gehübungen)

- Mithilfe bei ärztlichen Untersuchungen und Therapien
- Dokumentation der durchgeführten Maßnahmen und des Verlaufs

5.2.2 Maßnahmen lt. AVO

- Medikamentöse Therapie (z. B. gegen Schmerz, Depression)
- Physikalische Therapie (z. B. Gleichgewichtsübungen, Bewegungsübungen)
- Psychologische Begleitung
- Beschäftigungstherapie (z. B. Gymnastik)
- Ernährungsberatung
- Fachspezifische Therapie entsprechend der Problemstellung

5.3 Fördern des Wohlbefindens – Unterstützung/Beratung/Ausbildung

- Beachten individueller Bedürfnisse
- Beachten vorhandener Ressourcen
- Information des Patienten/der Bezugsperson über die Bedeutung von körperlicher Bewegung
- Empathie
  - Patient in Schmerz/Depression/Angst ernst nehmen
- Motivation des Patienten/der Bezugsperson, sich bei Problemen zu melden
- Information der Bezugsperson hinsichtlich Schmerzverhalten, Mobilitätsstörungen
- Information des Patienten/der Bezugsperson hinsichtlich der Maßnahmen
- Therapeutische Anwendungen – Anleitung/Unterstützung/Überwachung und Evaluierung der Wirksamkeit
- Information/Auswahl/Anleitung individuell angepasster Geräte/Hilfsmittel
- Planen von entspannenden und ablenkenden Aktivitäten
- Anbieten/Vermitteln professioneller Berufsgruppen zur Unterstützung
- Herstellen von Kontakten zu Selbsthilfegruppen
- Entlastung der Bezugsperson

5.4 Prävention/Prophylaxe

- Aufklärung/Information über verursachende Faktoren durch Arzt/Pflegeperson
- Aufklärung/Information über Risikofaktoren
- Aufklärung/Information über wirksame Maßnahmen zur Risikovermeidung und deren Anwendung
- Sensibilisierung hinsichtlich potenzieller Unfallgefahren
- Aufklärung/Information über Maßnahmen zur Mobilitätssteigerung
  - Spezielle Bewegungsübungen
  - Wirbelsäulenturnen
  - Diät
  - Autogenes Training
  - Physikalische Maßnahmen

- Aufklärung/Information über wirksame Maßnahmen zur Schmerzvermeidung/Schmerz-reduktion und deren Anwendung
  z. B.
  - Lagerungen/Hilfsmittel (z. B. spezielle Kissen)
  - Entspannungsübungen
- Rechtzeitiges Verabreichen der verordneten Analgetika
  z. B.
  - vor Mobilisierung
  - vor physikalischer Therapie
  - vor Untersuchungen
- Durchführung der Hautschutzpflege
- Einhalten von Sicherheitsvorkehrungen

6. Ressourcen
6.1 Der Patient ...

- hat eine positive Lebenseinstellung
- lässt sich ablenken/lässt sich motivieren
- äußert Unbehagen – verbal/nonverbal
- äußert Schmerzen – verbal/nonverbal
- beschreibt Schmerzen und lokalisiert diese
- akzeptiert die Maßnahmen inkl. der dafür notwendigen Vorgaben zur Durchführung
- äußert Verständnis
- zeigt Kooperationsbereitschaft
- hält Vereinbarungen ein
- holt sich selbst die notwendige Unterstützung
- erkennt individuelle Risikofaktoren
- erkennt individuelle Maßnahmen zur Aufrechterhaltung der körperlichen Mobilität
- erkennt individuell wirksame Maßnahmen zur Förderung der Mobilität
  und führt diese durch
- führt die Pflege der Hilfsmittel durch (z. B. Brille, Kontaktlinsen, Hörgerät)
- weiß über Nebenwirkungen von Medikamenten, Alkohol und Drogen Bescheid
- führt Maßnahmen unter Anleitung durch
- führt Maßnahmen vollständig selbst durch
- erkennt und meldet Veränderungen
- achtet auf vorgeschriebene Diät
- kann Diät zubereiten
- kontrolliert das Körpergewicht
- hält Sicherheitsmaßnahmen ein
- erkennt die Grenzen der eigenen Belastbarkeit
- verfügt über ein unterstützendes soziales Umfeld

6.2 Die Bezugsperson ...

- motiviert den Patienten und lenkt ihn bei Bedarf ab
- gibt Schmerzäußerungen weiter
- akzeptiert die Pflege- und Hilfsmaßnahmen inkl. der dafür notwendigen Vorgaben zur Durchführung
- äußert Verständnis
- zeigt Kooperationsbereitschaft
- hält Vereinbarungen ein
- holt sich die notwendige Unterstützung
- erkennt Risikofaktoren
- führt Maßnahmen unter Anleitung durch
- führt Maßnahmen vollständig selbst durch
- akzeptiert individuell wirksame Maßnahmen zur Förderung und Unterstützung der eingeschränkten Mobilität und unterstützt den Patienten bei der Durchführung von Bewegungsübungen
- erkennt individuelle Maßnahmen zur Aufrechterhaltung der Mobilität
- erkennt und meldet Veränderungen
- weiß über Diät Bescheid
- achtet auf Einhaltung der Diät
- kann die Diät zubereiten
- kontrolliert das Körpergewicht
- führt die Pflege der Hilfsmittel durch (z. B. Brille, Kontaktlinsen, Hörgerät)
- weiß über Wirkung und Nebenwirkung von Medikamenten, Alkohol und Drogenkonsum Bescheid
- hält Sicherheitsmaßnahmen ein
- stellt Kontakt zu Selbsthilfegruppen her
- kennt Grenzen der eigenen Belastbarkeit
- schafft bzw. verfügt über ein unterstützendes soziales Umfeld

Literatur: NANDA International (2005) NANDA-Pflegediagnosen – Definition und Klassifikation 2005–2006. Huber, Bern.
Doenges ME, Moorhouse MF, Geissler-Murr AC (2002) Pflegediagnosen und Maßnahmen. Verlag Hans Huber, Bern, 3. Auflage.

Schlafstörung

Angelika Krutil

Einführung

Der kindliche Schlaf unterscheidet sich vom Schlaf im Erwachsenenalter durch unterschiedliche Qualität und Quantität, aus dem polyphasischen Schlafmuster des Neugeborenen entwickelt sich allmählich das monophasische Schlafmuster des Schulkindes bzw. des Jugendlichen.

Die bewusste Unterstützung von Babys bei der Entwicklung des zirkadianen Rhythmus und bei der Synchronisierung des Schlaf-wach-Zyklus durch verstärktes Einsetzen von Hinweisen aus der Umgebung (z. B. Umgebungshelligkeit, festgelegte Strukturen bei der Versorgung und Pflege)[1] stellt ebenso wie das Erkennen und Entgegenwirken von unrealistischen Erwartungen der Bezugsperson bezüglich des Schlafverhaltens ihres Kindes einen wesentlichen Schwerpunkt in der Kinderkrankenpflege dar.

Kinder mit Schlafstörungen leiden nicht nur selbst darunter, die gesamte Familie ist davon betroffen. Besonders für die unmittelbare Bezugsperson kann dies zu einer nicht zu unterschätzenden Belastung führen.

Schwerpunkte in der Kinder- und Jugendlichenpflege

- Empathie
- Berücksichtigung des Alters und Entwicklungszustandes des Patienten
- Erschwerte Aufklärung
- Situationsbedingte erschwerte Kooperation mit Patient/Bezugsperson
- Symptome des Patienten und Äußerungen der Bezugsperson sind von der Pflegeperson zu interpretieren
- Motivation

---

[1] vgl. Morgan K. et al., 2000, S. 191–196

Schlafstörung

Taxonomie 1: Sich bewegen (6.2.1/1980; R 1998)
Taxonomie 2: Aktivität/Ruhe, Schlaf/Ruhe (00095/1980; R 1998)
NANDA-Originalbezeichnung: „Sleep Pattern Disturbance"
[Thematische Gliederung: Aktivität/Ruhe]

1. Definition
Eine zeitlich begrenzte Unterbrechung/Störung des Schlafs (natürliche, periodische Aufhebung des Bewusstseins), der Schlafquantität und -qualität.

2. Ätiologie*
- Unangemessene Schlafhygiene (z.B. Fernsehen, zu schwere Abendmahlzeiten, anregende Getränke, Spielen im Bett)
- Tagesaktivität (z.B. Bewegungsmangel, Erschöpfung, Herumtoben vor dem Schlafengehen)
- Fehlendes Sicherheitsgefühl/fehlende Geborgenheit
  - Therapeutische Maßnahmen im Bett
  - Unterschiedlicher Einschlaf- und Aufwachort
  - Fehlende Begrenzung
- Unrealistische Erwartungen der Bezugsperson
- Veränderung der Schlafrituale (z.B. geänderte Schlafposition, Fehlen der Kuschelwindel)
- Umgebungsfaktoren (z.B. Lärm, Licht, Temperatur, Gerüche, Luftfeuchtigkeit, Elektrosmog, fremde Umgebung, ungewohntes Bett)
- Ausschließliches Beschäftigen mit dem Versuch einzuschlafen, Furcht vor Schlafstörung
- Selbstinduzierte Beeinträchtigung des normalen Schlafs
- Trennung von Bezugspersonen; Einsamkeit
- Einschneidende Erlebnisse (z.B. Grübeln, Trauer, Depression)
- Psychische Belastung (z.B. Stress)
- Angst/Furcht
- Gestörte Eltern-Kind-Interaktion
- Suchtentwöhnung
- Schmerzen
- Enuresis nocturna
- Übergewicht, Anorexia nervosa
- Hormonelle Veränderung (z.B. in der Pubertät)
- Häufiger Wechsel des Schlaf-wach-Rhythmus
- Reisen über Zeitzonen hinweg
- Schlafunterbrechung wegen therapeutischer Maßnahmen (z.B. Monitoring/Überwachung, Laboruntersuchungen)

---

* Achtung: Inhalt abweichend vom Original → Originaltext siehe: Doenges M.E. et al., 2002, S. 616

- Einnahme von biochemischen Substanzen (z. B. Medikamente, Drogen, dauerhafte Einnahme von Schlafmitteln)
- Syndrom der verfrühten/verzögerten Schlafphasen

DD: z. B.

- Enuresis
- Akute/chronische Schmerzen
- Beeinträchtigte körperliche Mobilität
- Schlafentzug
- Angst/Furcht

3. Zeichen/Symptome*

3.1 Subjektiv

- Verbale Äußerung über
  - Schwierigkeiten einzuschlafen
  - das Gefühl, nicht ausgeruht zu sein
  - Unzufriedenheit mit dem Schlaf
  - erhöhtes Kälteempfinden

3.2 Subjektiv/objektiv

- Einschlafdauer länger als 30 Minuten
- Drei- oder mehrmaliges nächtliches Erwachen, Probleme des Einschlafens
- Aufwachen erfolgt früher oder später als gewünscht
- Beeinträchtigung der Tagesbefindlichkeit (z. B. lustlos, grantig, weinerlich)
- Veränderung des Verhaltens und der Leistungsfähigkeit (z. B. sinkende Konzentration, Stolpern, erhöhtes Anlehnungsbedürfnis, zunehmende Reizbarkeit, Desorientierung, Ruhelosigkeit, Lethargie)
- Albträume
- Geringere, nicht altersentsprechende Schlafdauer

3.3 Objektiv

- Körperliche Zeichen von Müdigkeit (Augenreiben, Ohrenkneten, häufiges Gähnen, Daumenlutschen, Haaredrehen, dunkle Augenringe, Herabhängen des Oberlides, Veränderung der Körperhaltung, leichter Tremor der Hand, ausdrucksloses Gesicht, schwacher, flüchtiger Nystagmus)
- Schlafwandeln, rhythmische Bewegungen des Kopfes bzw. des gesamten Körpers
- Nächtliches Aufschreien, Zähneknirschen, Sprechen im Schlaf, Schnarchen
- Fehlendes Anpassen an den 24-Stunden-Rhythmus bei Neugeborenen und Säuglingen

---

* Achtung: Inhalt abweichend vom Original → Originaltext siehe: Doenges M.E. et al., 2002, S. 617

4. Zielsetzung

- Der Patient/die Bezugsperson ist über das physiologische Schlafbedürfnis und den Schlaf-wach-Rhythmus informiert
- Der Patient/die Bezugsperson äußert Einsicht bezüglich Schlafstörung
- Der Patient/die Bezugsperson kennt verursachende Faktoren
- Der Patient/die Bezugsperson erkennt individuell geeignete Maßnahmen, um den Schlaf zu fördern
- Der Patient/die Bezugsperson kennt Methoden zur Entspannung und wendet diese an
- Der Patient erfährt Sicherheit und Geborgenheit (z. B. sicherer Ort – „Nest", Rhythmus, Rituale)
- Der Patient bleibt verletzungsfrei (z. B. bei Schlafwandeln)
- Der Patient/die Bezugsperson passt die Lebensweise so an, dass der „inneren Uhr" möglichst Rechnung getragen wird
- Der Patient/die Bezugsperson berichtet über eine Verbesserung der Schlafgewohnheiten
- Der Patient entspannt sich/findet Ruhe und Schlaf
- Der Patient äußert eine Besserung in seinem Wohlbefinden und das Gefühl, ausgeruht zu sein
- Am Patienten sind Zeichen sichtbar, welche auf eine Verbesserung der Schlafgewohnheiten hinweisen (Verhalten, körperliche Zeichen)
- Der Patient gibt an/lässt durch sein Verhalten erkennen, dass Angst/Stress gemindert ist
- Der Patient/die Bezugsperson kennt präventive Maßnahmen, um Schlafstörungen vorzubeugen

5. Maßnahmen
5.1 Erkennen/Ermitteln/Beobachten …

- individueller Bedürfnisse/Ressourcen (Einschlafzeit, Rituale, Routine, Aufwachzeit, Umgebungsbedingungen, Anzahl der Schlafstunden)
- der Schlafanamnese
- ursächlicher/beeinflussender Faktoren
- der Eltern-Kind-Interaktion
    - der emotionalen Unterstützung durch die Eltern und des elterlichen Schlafmusters
    - der Erwartungen bezüglich angemessenen Schlafes
- des Wissensstandes
- der vor Kurzem aufgetretenen traumatischen/einschneidenden Erlebnisse im Leben des Patienten (z. B. Scheidung der Eltern, Schulwechsel/-eintritt, Todesfall in der Familie)
- der Schlafqualität, -quantität
- des Konsums von koffeinhaltigen und alkoholischen Getränken (z. B. Energy Drinks, Coca-Cola)
- der Umstände, die den Schlaf unterbrechen, sowie deren Häufigkeit
- von Störungen der Schlafgewohnheiten, die einen Zusammenhang mit vorhandenen Krankheiten haben
  z. B.
    - Stoffwechselerkrankungen (Diabetes mellitus, Hyperthyreose)

- Depression, Nykturie, chronische Schmerzen
- Medikamenteneinnahme
- körperliche Erschöpfungszeichen
- Veränderungen der gewohnten Schlafzeiten (z. B. andere Einschlafzeiten – Hospitalisation, Schichtwechsel, Veränderung der Arbeitszeiten)

5.2 Maßnahmen

5.2.1 Pflegerische Maßnahmen

- Einbeziehen des Patienten/der Bezugsperson in die Pflege
- Führen eines Schlafprotokolls (chronologische Dokumentation der Leistungsfähigkeit wie Spitzenleistungen, Tagestief und Schlafenszeiten)
- Ruhephasen bei der Pflege einplanen, möglichst lange Schlafperioden in der Nacht ermöglichen
- Erklären, warum Störungen durch Pflegeverrichtungen notwendig sind
- Für Sicherheit sorgen
- Dem Patienten Sicherheit/Geborgenheit vermitteln
  - Therapeutische Maßnahmen im Bett möglichst vermeiden
  - Einschlafrituale einhalten
  - Identer Einschlaf-/Aufwachort
  - Wohltuende Maßnahmen vor dem Einschlafen (z. B. entspannendes Bad, Massage, Bett vorbereiten – „Nest" bei Säuglingen, Stofftier, Kuscheldecke)
- Für eine schlaffördernde Umgebung sorgen
  - Abgedunkeltes Zimmer
  - Kleines Licht nur im Ausnahmefall anlassen (wenn Patient bereits daran gewöhnt ist; Licht ist der stärkste externe Zeitgeber und stört die Schlaftiefe)
- Angenehmes Raumklima
  - Ideale Raumtemperatur: 18 °C
  - Intensive Gerüche vermeiden
  - Luftfeuchtigkeit zwischen 40 % und 60 %
- Gelegenheit bieten, vor dem Zubettgehen über den Tag zu sprechen, um das Tagesgeschehen besser verarbeiten zu können (z. B. Furcht vor Operation, offensichtliche Probleme)
- Einschränkung/ Vermeidung von belastenden Speisen und koffein-/alkoholhaltigen Getränken vor dem Schlafen
- Einschränkung der Flüssigkeitszufuhr am Abend bei Nykturie, Enuresis
- Neugeborene und Säuglinge bei der Anpassung an den 24-Stunden-Rhythmus unterstützen (deutliche zeitliche Hinweise geben)

5.2.2 Maßnahmen lt. AVO

- Psychologische Begleitung
- Ernährungsberatung
- Schlaflabor
- Medikamentöse Therapie

5.3 Fördern des Wohlbefindens – Unterstützung/Beratung/Ausbildung

- Beachten individueller Bedürfnisse
- Beachten vorhandener Ressourcen
- Empathie
- Für eine ruhige Umgebung sorgen
- Planen von entspannenden und ablenkenden Aktivitäten
  z. B.
  - Basale Stimulation®
  - Entspannungstechniken
- Patient/Bezugsperson empfehlen, den Tag ruhig ausklingen zu lassen
- Ausreichend körperliche Betätigung untertags einplanen
- Information über Chronotherapie, wenn der Patient eine verzögerte Einschlafphase hat, um die „innere Uhr" des Körpers wieder einzustellen
- Patient unterstützen, mit Trauer/Angst umzugehen
- Anbieten/Vermitteln professioneller Berufsgruppen zur Unterstützung (z. B. Psychologen)
- Fördern des individuellen Schlaf-wach-Rhythmus (Tagesplan erstellen)
- Entlastung der Bezugsperson

5.4 Prävention/Prophylaxe

- Aufklärung/Information über verursachende Faktoren
- Farben im Schlafzimmer sparsam verwenden – Rot meiden (kann unruhig und aggressiv machen)
- Das Schlafzimmer möglichst staub-/rauchfrei halten (z. B. stark duftende Blumen können Kopfschmerzen verursachen)
- Individuell angepasstes Bett (Größe, Matratze, Lattenrost, Decke, Polster, Bettwäsche)
- Besprechen altersentsprechender Einschlafrituale, falls keine vorhanden sind
  z. B.
  - Vorlesen, Musikhören
  - Wiegen, Knuddeln
  - jeden Tag zur gleichen Zeit zu Bett gehen

6. Ressourcen
6.1 Der Patient ...

- hat eine positive Lebenseinstellung
- lässt sich ablenken/lässt sich motivieren
- erkennt individuell wirksame Maßnahmen zur Schlafförderung und wendet diese an
- akzeptiert die Maßnahmen inkl. der dafür notwendigen Vorgaben zur Durchführung
- äußert Verständnis
- zeigt Kooperationsbereitschaft
- hält Vereinbarungen ein

- holt sich selbst die notwendige Unterstützung
- führt Maßnahmen unter Anleitung durch
- führt Maßnahmen vollständig selbst durch
- erkennt und meldet Veränderungen
- hält Sicherheitsmaßnahmen ein
- erkennt die Grenzen der eigenen Belastbarkeit
- verfügt über ein unterstützendes soziales Umfeld

6.2 Die Bezugsperson ...

- motiviert den Patienten und lenkt ihn bei Bedarf ab
- erkennt Schlafdefizit des Patienten und leitet Informationen darüber weiter
- erkennt/akzeptiert individuell wirksame Maßnahmen zur Schlafförderung und unterstützt bei der Anwendung
- akzeptiert die Maßnahmen inkl. der dafür notwendigen Vorgaben zur Durchführung
- äußert Verständnis
- zeigt Kooperationsbereitschaft
- hält Vereinbarungen ein
- holt sich die notwendige Unterstützung
- führt Maßnahmen unter Anleitung durch
- führt Maßnahmen vollständig selbst durch
- erkennt und meldet Veränderungen
- hält Sicherheitsmaßnahmen ein
- erkennt die Grenzen der eigenen Belastbarkeit
- schafft bzw. verfügt über ein unterstützendes soziales Umfeld

Literatur: NANDA International (2005) NANDA-Pflegediagnosen – Definition und Klassifikation 2005 – 2006. Huber, Bern.
Doenges ME, Moorhouse MF, Geissler-Murr AC (2002) Pflegediagnosen und Maßnahmen. Verlag Hans Huber, Bern, 3. Auflage.

Beschäftigungsdefizit

Brigitte Krenn, Burgi Osl, Margret Weissenbacher

Einführung

Der **Charta für Kinder im Spital & Erläuterungen** ist bezüglich Beschäftigung nicht mehr viel hinzuzufügen. Unter anderem wird Folgendes gefordert:

Kinder haben das Recht auf eine Umgebung, die ihrem Alter und ihrem Zustand entspricht und die ihnen umfangreiche Möglichkeiten zum Spielen, zur Erholung und Schulbildung gibt. Umfangreiche Möglichkeiten zu Spiel, Freizeitbeschäftigung und Bildung werden erreicht durch

- eine vielfältige Auswahl geeigneter Spielmaterialien
- angemessene Zeiträume zum Spielen an allen sieben Tagen der Woche
- die Unterstützung der Fähigkeiten aller Altersgruppen der in der Einrichtung betreuten Kinder
- Anregung aller Kinder zu kreativer Beschäftigung
- die Fortsetzung der bisher erreichten schulischen Ausbildung

Dazu muss ausreichend qualifiziertes Personal vorhanden sein, um den Bedürfnissen der Kinder nach Spiel, Erholung und Unterricht unabhängig vom gesundheitlichen Zustand und Alter der Kinder gerecht zu werden. Alle Mitglieder des Personals, die mit Kindern in Kontakt kommen, wissen um das Bedürfnis von Kindern nach Spiel und Erholung.[1]

Als Ergänzung möchten wir auf den Säugling und das Kleinkind hinweisen. Hier steht nicht nur die so genannte Beschäftigung im Vordergrund, sondern die nötigen Fördermaßnahmen für die jeweilige Entwicklungsphase, da sonst ein längerer Krankenhausaufenthalt zu einer Deprivation des Kindes führen kann.

Schwerpunkte in der Kinder- und Jugendlichenpflege

- Empathie
- Berücksichtigung des Alters und Entwicklungsstandes des Patienten
- Sprachbarriere
- Kultur/Religion

---

[1] Vgl. EACH, Charta für Kinder im Spital, S. 11

Beschäftigungsdefizit

Taxonomie 1 R: Sich bewegen (6.3.1.1/1980)
Taxonomie 2: Aktivität/Ruhe, Aktivität/Bewegung (000971/1980)
NANDA-Originalbezeichnung: „Diversional Activity Deficient"
[Thematische Gliederung: Aktivität/Ruhe]

1. Definition

Verminderte Anregung durch Freizeit- und Erholungsaktivitäten oder geringes Interesse oder Engagement für die Gestaltung von Freizeit und Erholung (aufgrund innerer/äußerer Faktoren, die [nicht] beeinflussbar sind).

2. Ätiologie*

- Umgebungsbedingte Einschränkung
  - Krankenhaus
- Räumliche Einschränkung
  - Isolierung
  - Bettruhe
- Körperliche Einschränkungen/Behinderungen
  - Müdigkeit/Erschöpfung
  - Schmerz
  - Eingeschränkte Mobilität (z. B. Gips)
- Krankheitsbedingte Symptome
  - Kraftlosigkeit
- Medikamente
- Entwicklungsbedingte Probleme
  - Pubertät (sozialer Rückzug)
- Situationsbedingte Probleme
  - Viele Therapien
  - Längerer Krankenhausaufenthalt
- Mangel an Ressourcen
  - Zeitmangel der Bezugsperson
- Psychischer Zustand
  - Emotionaler Schmerz (Trennung von der Bezugsperson)
  - Niedergeschlagenheit
  - Lustlosigkeit
  - Depressive Verstimmung
  - Versagensangst
- Sprache
  - Sprachliche Beeinträchtigung
  - Andere Sprache

---

* Achtung: Inhalt abweichend vom Original → Originaltext siehe: Doenges M.E. et al., 2002, S. 179

DD: z. B.
- Gefahr einer verzögerten Entwicklung
- Eingeschränkte Mobilität
- Schmerz akut / chronisch
- Soziale Isolation
- Erschöpfung

3. Zeichen/Symptome*

3.1 Subjektiv

- Verbale Äußerung über
  - Wunsch, etwas tun zu wollen
  - Langeweile
  - vermehrte Müdigkeit
  - erhöhtes Schlafbedürfnis

3.2 Subjektiv/objektiv

- Lustlos, grantig, weinerlich
- Übermäßiges Essen
- Fehlendes Interesse am Essen

3.3 Objektiv

- Unruhe
- Weinen
- Feindseligkeit
- Lethargie
- Desinteresse
- Zurückgezogenheit
- Verhaltensänderung
- Veränderung der Leistungsfähigkeit
- Gewichtszunahme oder -abnahme

4. Zielsetzung

- Der Patient/die Bezugsperson ist über Beschäftigungsmöglichkeiten informiert
- Der Patient/die Bezugsperson erkennt individuell geeignete Möglichkeiten zur Beschäftigung
- Der Patient beschäftigt sich im Rahmen seiner Möglichkeiten
- Der Patient beschäftigt sich mit befriedigenden Aktivitäten
- Der Patient/die Bezugsperson passt die Lebensweise so an, dass der Beschäftigung möglichst Rechnung getragen werden kann

---

* Achtung: Inhalt abweichend vom Original → Originaltext siehe: Doenges M.E. et al., 2002, S. 179 f

- Am Patienten sind Zeichen sichtbar, welche auf eine Verbesserung des Wohlbefindens hinweisen
- Der Patient äußert eine Besserung in seinem Wohlbefinden
- Der Patient ist aktiv und gestaltet sich seinen Tag mit für ihn angenehmen Aktivitäten
- Der Patient ist dem Alter entsprechend gefördert
- Der Patient/die Bezugsperson kennt präventive Maßnahmen, um einem Beschäftigungsdefizit vorzubeugen
- Der Patient/die Bezugsperson beteiligt sich an der Planung des Tagesablaufs

5. Maßnahmen
5.1 Erkennen/Ermitteln/Beobachten ...

- individueller Bedürfnisse/Ressourcen
  - Womit hat sich der Patient vor der Erkrankung beschäftigt?
  - Ist die bisherige Beschäftigung der Entwicklungsstufe angepasst?
  - Interesse – welche Beschäftigung ist für ihn wichtig?
- der Auswirkung von krankheitsbedingten Symptomen auf die Beschäftigungsmöglichkeiten
  - Kraftlosigkeit
  - Körperliche Erschöpfungszeichen
  - Körperliche Einschränkung (z. B. Gips)
- der Auswirkung entwicklungsbedingter Probleme
- der vor Kurzem aufgetretenen traumatischen/einschneidenden Erlebnisse im Leben des Patienten (z. B. Scheidung der Eltern, Schulwechsel/-eintritt, Todesfall in der Familie)
- der Eltern-Kind-Interaktion

5.2 Maßnahmen
5.2.1 Pflegerische Maßnahmen

- Einbeziehen des Patienten/der Bezugsperson in die Pflege
- Erstellen eines Tagesplans
- Organisation des Kindergartenpädagogen, des Lehrers
- Besucherdienst

5.2.2 Maßnahmen lt. AVO

- Psychologische Begleitung
- Musik-, Kunsttherapeut
- Physiotherapeut, Ergotherapeut
- Medikamentöse Therapie

5.3 Fördern des Wohlbefindens – Unterstützung/Beratung/Ausbildung

- Beachten individueller Bedürfnisse (Wach-, Schlafphasen beachten)
- Beachten vorhandener Ressourcen
- Empathie
- Planen von abwechslungsreichen Aktivitäten
- Anbieten/Vermitteln professioneller Berufsgruppen
- Entlastung der Bezugsperson

5.4 Prävention/Prophylaxe

- Aufklärung/Information über die Wichtigkeit, fördernde Aktivitäten auch während der Erkrankung durchzuführen
- Aufklärung/Information über die Wichtigkeit von befriedigender Beschäftigung

6. Ressourcen
6.1 Der Patient ...

- hat eine positive Lebenseinstellung
- lässt sich ablenken/lässt sich motivieren
- erkennt individuelle Beschäftigungsmöglichkeiten
- zeigt Kooperationsbereitschaft
- hält Vereinbarungen ein
- holt sich selbst die notwendige Unterstützung
- hält Sicherheitsmaßnahmen ein
- verfügt über Materialien (Spielzeug)
- erkennt die Grenzen der eigenen Belastbarkeit
- verfügt über ein unterstützendes soziales Umfeld

6.2 Die Bezugsperson ...

- motiviert den Patienten und lenkt ihn bei Bedarf ab
- erkennt Beschäftigungsdefizit des Patienten und leitet Informationen darüber weiter
- erkennt individuelle fördernde Beschäftigungsmöglichkeiten und wendet diese an
- zeigt Kooperationsbereitschaft
- hält Vereinbarungen ein
- holt sich die notwendige Unterstützung
- erkennt und meldet Veränderungen
- hält Sicherheitsmaßnahmen ein
- erkennt die Grenzen der eigenen Belastbarkeit
- schafft bzw. verfügt über ein unterstützendes soziales Umfeld

Literatur: NANDA International (2005) NANDA-Pflegediagnosen – Definition und Klassifikation 2005 – 2006. Huber, Bern. Doenges ME, Moorhouse MF, Geissler-Murr AC (2002) Pflegediagnosen und Maßnahmen. Verlag Hans Huber, Bern, 3. Auflage.

Angst

Michaela Gansch, Brigitte Rauchöcker, Margret Weissenbacher

Einführung

Zur Klärung, ob diese Pflegediagnose auf den Zustand des Kindes/Jugendlichen zutrifft, erscheint die Zusammenarbeit mit der Bezugsperson wesentlich. Dabei sind Grundsatzfragen wie z. B. bisheriges Verhalten in Ausnahmesituationen, beim Setzen von Grenzen für das Kind und Erziehungsmethoden abzuklären.

Exzessives Weinen und Protest sind möglicherweise auch Mittel, um den eigenen Willen durchzusetzen, was von der Symptomatik des Angstzustandes zu differenzieren ist.

Die Unterscheidung zwischen Angst, Übelkeit, Schmerz (speziell Bauchschmerzen) ist meist schwierig, weil das symptomatische Verhalten große Ähnlichkeit aufweist. Das Unbehagen äußert sich häufig durch nonverbale Zeichen, die eine professionelle Beobachtung über einen längeren Zeitraum und eine Interpretation der Pflegeperson erfordern.

Die erfolgreiche Vermeidung und Bewältigung von Angstzuständen sowie die Förderung des Selbstbewusstseins sind abhängig von einer guten multiprofessionellen Zusammenarbeit.

Schwerpunkte in der Kinder- und Jugendlichenpflege

- Berücksichtigung des Alters und Entwicklungsstandes des Patienten
- Situationsbedingte erschwerte Kooperation mit Patient/Bezugsperson
- Erschwerte Aufklärung und Anleitung
- Fehlende Erfahrung zur Einschätzung von Lebenssituationen
- Symptome des Patienten und Äußerungen der Bezugsperson sind von der Pflegeperson zu interpretieren
- Kreative Ablenkung/Beschäftigung/Motivation
- Entwicklung des Selbstbewusstseins
- Interaktionsstörungen
- Empathie

Einschätzung des Angstzustandes

Einteilung direkt übernommen von Doenges M.E., Moorhouse M.F., Geissler-Murr A.C.:
Pflegediagnosen und Maßnahmen. Verlag Hans Huber, Bern, 2002, 3. Auflage

- **Geringfügige Angst**
  - Erhöhte Wachsamkeit, gesteigerte Wahrnehmung der Umgebung, Aufmerksamkeit ist auf Umgebung und unmittelbare Ereignisse fixiert
  - Unruhig, reizbar, leicht weckbar, schlaflos
  - Motiviert, sich in dieser Situation mit den vorhandenen Problemen zu befassen

- **Mäßige Angst**
  - Wahrnehmung eingeschränkt, erhöhte Konzentration
  - Lässt sich bei der Problemlösung nicht ablenken
  - Zittrige Stimme oder veränderter Tonfall
  - Zittern, erhöhte Puls-/Atemfrequenz

- **Ausgeprägte Angst**
  - Wahrnehmung ist vermindert, Angst beeinträchtigt wirksames Funktionieren (Alltagsfunktionen)
  - Der Patient ist vom Gefühl des Missbehagens/drohenden Unheils eingenommen
  - Erhöhte Puls-/Atemfrequenz mit Klagen über Schwindel, Kribbeln, Kopfschmerzen usw.

- **Panische Angst**
  - Gestörte Konzentrationsfähigkeit, das Verhalten ist desintegriert
  - Der Patient nimmt die Situation verzerrt wahr oder kann das, was geschieht, nicht richtig einordnen, erlebt möglicherweise Terror und Verwirrung, ist unfähig, zu sprechen oder sich zu bewegen (vor Schreck gelähmt)

Anmerkung: Die Pflegeperson sollte dabei auch auf eigene Gefühle von Angst oder Unbehagen achten, da diese oft ein Hinweis auf das Angstniveau des Patienten sein können.

Panische Angstzustände erfordern eine sofortige ärztliche Intervention.

Angst

Zu spezifizieren: geringfügige, mäßige, ausgeprägte, panische

Taxonomie 1R: Fühlen (9.3.1/1973; R 1982; R 1998)
Taxonomie 2: Coping/Stresstoleranz, Bewältigungsverhalten
(00146/1973; R 1982; R1998)
NANDA-Originalbezeichnung: „Anxiety (Mild, Moderate, Severe, Panic)"
[Thematische Gliederung: Integrität der Person]

1. Definition

Ein unbestimmtes, unsicheres Gefühl des Unwohlseins oder der Bedrohung, dessen Ursache für die betreffende Person oft unspezifisch oder unbekannt ist, begleitet von einer autonomen Reaktion; ein Gefühl des Besorgtseins, verursacht durch die Vorwegnahme einer drohenden Gefahr.
Es ist ein alarmierendes Signal, das vor einer drohenden Gefahr warnt und es dieser Person erlaubt, Maßnahmen zum Umgang mit der Bedrohung zu ergreifen.

2. Ätiologie*

- Trennung von der Bezugsperson
- Persönliche Krise – situativ oder entwicklungsbedingt
- Trennung von den gewohnten Beziehungen
- Trennung von der gewohnten Umgebung
- Angsterregendes Umfeld/Illusion
- Magisches, mystisches Denken
- Ungewissheit
- Früheres negatives/angsterregendes Erlebnis
- Unklare Diagnose/unklare Prognose
- Lebensbedrohung
- Fehlende/mangelnde altersentsprechende Aufklärung/Information
- Schmerzen
- Erkrankung (z. B. Schilddrüsenerkrankung)
- Veränderung des Gesundheitszustandes
- Bisher noch nicht erlebte körperliche Symptome (z. B. Tachykardie, Atemnot, Schmerzen, Tremor)
- Gefühl der Unsicherheit
- Gefühl der Machtlosigkeit
- Geringes Selbstbewusstsein
- Psychische Überforderung durch Leistungsdruck
- Stress
- Depression

---

* Achtung: Inhalt abweichend vom Original → Originaltext siehe: Doenges M.E. et al., 2002, S. 145

- Negative Selbstbeeinflussung
- Verzerrte Wahrnehmung der Realität (Panik)
- Unerfüllte Bedürfnisse (z. B. Liebesentzug)
- Geringe familiäre Unterstützung
- Vernachlässigung/Missbrauch
- Suchtmittelmissbrauch
- Nebenwirkungen von Medikamenten
- Unklare Ursache

DD: z. B.

- Furcht
- Todesangst
- Hoffnungslosigkeit
- Übelkeit
- Wahrnehmungsstörung
- Schmerz

3. Zeichen/Symptome*
3.1 Subjektiv

- Verbale Äußerung über
  - Mundtrockenheit
  - Erschaudern
  - Ungewissheit
  - Unsicherheit
  - Unzulänglichkeitsgefühl
  - Angst
  - Gefühl eines drohenden Unheils

3.2 Subjektiv/objektiv

- Körperliche Reaktionen
  - Anspannung, angespannte Gesichtszüge
  - Erhöhter Harndrang
  - Durchfall
  - Schwächegefühl
  - Schlaflosigkeit
  - Übelkeit, Appetitverlust
  - Schmerzen (Bauch, Brust, Nacken, Rücken)
  - Kopfschmerzen/Schwindel
  - Körpermissempfindungen
- Verhaltensweisen
  - Ziellosigkeit

---

* Achtung: Inhalt abweichend vom Original → Originaltext siehe: Doenges M.E. et al., 2002, S. 145 f

- Schmerzvolle und anhaltende Hilflosigkeit
- Wirkt gequält und sorgenvoll
- Sucht intensiven Hautkontakt (klammert)
- Antriebssteigerung
- Sozialer Rückzug
- Unruhe (Auf- und Abschreiten)
- Nervosität
- Abwehrreaktion (z. B. gegenüber dem Alleinsein/medizinischem Personal/geschlossenen Räumen/Dunkelheit/zu engem Kontakt zu Mitpatienten)
- **Kognitive Merkmale**
  - Verminderte Aufmerksamkeit
  - Denkblockaden
  - Eingeschränktes Wahrnehmungsfeld
  - Eingeschränkte Merkfähigkeit
  - Verminderte Lern- und Problemlösungsfähigkeit

3.3 Objektiv

- **Körperliche Reaktionen**
  - Zittern, nervöse Zuckungen, zittrige Stimme
  - Anspannung, starre Körperhaltung, angespannte Gesichtszüge
  - Verängstigter Blick
  - Pupillenerweiterung
  - Verstärktes Schwitzen
  - Puls-, Blutdruck-, Atemfrequenzanstieg
  - Gesichtsrötung/Flush
  - Periphere Vasokonstriktion, Blässe
  - Übelkeit, Erbrechen
- **Verhaltensweisen**
  - Sich verstecken
  - Fluchtversuch
  - Schreien, weinen
  - Schimpfen, fluchen
  - Abwehrreaktion
  - Wenig Blickkontakt
  - Selbstbezogenheit
  - Reizbarkeit
  - Erhöhte Wachsamkeit
  - Erhöhtes Sicherheitsbedürfnis
  - Misstrauen, Argwohn
  - Wiederholtes Fragen
  - Spielunlust
  - Voreingenommenheit

4. Zielsetzung

- Der Patient fühlt sich sicher
- Der Patient erlebt eine vertrauensvolle Umgebung
- Der Patient teilt mit, dass die Angst erträglich ist
- Der Patient berichtet über Verminderung/Beendigung des Angstzustandes
- Am Patienten sind Zeichen sichtbar, welche auf eine Linderung bzw. auf Beschwerdefreiheit hindeuten (z. B. ruhiger Schlaf, entspannte Körperhaltung)
- Der Patient kann seine Angst ausdrücken und erkennt sinnvolle Möglichkeiten mit dieser umzugehen
- Der Patient spricht über seine Angstgefühle
- Der Patient/die Bezugsperson zeigt Problemlösefähigkeiten
- Der Patient verfügt über Eigenbewältigungsmuster
- Der Patient/die Bezugsperson ist mit Maßnahmen zur Angstbegrenzung einverstanden und hält sich daran
- Der Patient äußert verbal eine Besserung in seinem Wohlbefinden (körperliches, psychisches, soziales)
- Der Patient berichtet über ein gesteigertes Selbstwertgefühl
- Der Patient/die Bezugsperson kennt verursachende Faktoren
- Der Patient/die Bezugsperson kennt präventive Maßnahmen, um Angstzustände abzuwehren und wendet diese an
- Der Patient/die Bezugsperson ist kooperativ
- Der Patient nützt Ressourcen/Unterstützungssysteme wirksam aus

5. Maßnahmen
5.1 Erkennen/Ermitteln/Beobachten ...

- des Ausmaßes der Angst (geringfügige, mäßige, ausgeprägte, panische) – siehe „Einschätzung des Angstzustandes", S. 23
- was der Patient in seiner Situation als Bedrohung wahrnimmt
- der körperlichen Reaktionen und der Verhaltensweisen
- möglicher familiärer und physiologischer Einflussfaktoren
- bestehender Krankheiten und des aktuellen Medikamentenkonsums
- der Anamnese
  - verursachender Faktoren
  - bekannter Krankheiten
  - der Wirkung/Nebenwirkung von Medikamenten
  - von Suchtmittelmissbrauch
  - des Allgemein- und Ernährungszustandes
  - der Selbstpflegefähigkeit
  - von früheren Bewältigungsstrategien und möglichen persönlichen Ressourcen
- von Bewältigungsstrategien und Rückzugsverhalten, welche der Patient gegenwärtig anwendet (z. B. Zornigsein, Tagträumen, Essen, Rauchen)
- von Abwehrmechanismen

- individueller Bedürfnisse/Ressourcen
- des Wissensstandes des Patienten/der Bezugsperson hinsichtlich Angstentstehung und Bewältigungsstrategien
- der körperlichen Reaktionen/Vitalzeichen
- des Bewusstseinszustandes

5.2 Maßnahmen

5.2.1 Pflegerische Maßnahmen

- Einbeziehen des Patienten/der Bezugsperson in die Pflege
- Den Patienten während der Angstphasen mit ruhigem und sicherem Auftreten begleiten (Sprechen in kurzen Sätzen)
- Beziehungsaufbau (Empathie/bedingungslose Wertschätzung/Vertrauensperson soll keine unangenehmen/schmerzhaften Tätigkeiten durchführen)
- Klare, dem Entwicklungsstand entsprechende Information
- Angsterregende Situation besprechen
- Anerkennen von Angst/Furcht
- Beim Patienten bleiben/Sicherheit vermitteln
- Durch körperliche Nähe Schutz anbieten
- Patient aus bedrohlicher Atmosphäre bringen
- Als Bedrohung empfundene Umgebung/Menschen/Gegenstände erklären
- Ermittelte Abwehrstrategien des Patienten unterstützen (Tür offen lassen, Nachtlicht)
- Rückzugsmöglichkeit anbieten
- Den Patienten unterstützen, seine Gefühle zuzulassen
- Dem Patienten Verhaltensweisen zugestehen und diese nicht auf sich beziehen
- Für Ruhephasen sorgen
- Für Ablenkung sorgen
- Minimieren von Außenreizen
- Bei Selbstkontrollverlust des Patienten Sicherheitsmaßnahmen ergreifen
- Vorbereitung/Verabreichung der Medikamente
- Mithilfe bei ärztlichen Untersuchungen und Therapien
- Dokumentation der durchgeführten Maßnahmen und des Verlaufs

5.2.2 Maßnahmen lt. AVO

- Medikamentöse Therapie
- Psychologische Begleitung
- Psychotherapie
- Beschäftigungstherapie
- Beschränkungsmittel als Sicherheitsmaßnahme

5.3 Fördern des Wohlbefindens – Unterstützung/Beratung/Ausbildung

- Empathie
- Wertschätzung
- Sicherheit und Ruhe vermitteln
- Anwesenheit signalisieren
- Wohltuende Maßnahmen (ruhige Umgebung, warmes Bad, angenehme Musik, Wickelanwendung, Wunschkost, Basale Stimulation®)
- Anleitung zu Entspannungstechniken/positiver Selbstbeeinflussung
- Den Patienten im Wahrnehmen und Zulassen der eigenen Gefühle unterstützen
- Den Patienten zur Auseinandersetzung mit seinen Problemen ermutigen
- Reduktion von erfassten Stressoren anregen
- Den Patienten unterstützen, sein eigenes verbales/nonverbales Verhalten wahrzunehmen
- Hilfestellung bei Überprüfung, Begrenzung und Korrektur von negativen Verhaltensreaktionen
- Anleiten des Patienten/der Bezugsperson, angstauslösende Faktoren zu erkennen
- Beachten individueller Bedürfnisse
- Beachten vorhandener Ressourcen
- Integration von Bezugsperson und Familie
- Hilfestellung bei körperlichen Aktivitäten und Fördern der Selbstpflege
- Entlastung der Bezugsperson

5.4 Prävention/Prophylaxe

- Aufklärung/Information über verursachende Faktoren
- Aufrichtige, wertschätzende zwischenmenschliche Begegnung
- Aufklärung/Information über Risikofaktoren
- Aufklärung/Information über wirksame Strategien zur Angstvermeidung und deren Anwendung

6. Ressourcen
6.1 Der Patient ...

- hat eine positive Lebenseinstellung
- verfügt über Eigenbewältigungsmuster
- lässt sich ablenken/lässt sich motivieren
- teilt sich verbal/nonverbal mit
- kann subjektive Symptomatik beschreiben
- erkennt individuell wirksame Maßnahmen zur Bewältigung der Angst und wendet diese an
- akzeptiert die Maßnahmen inkl. der dafür notwendigen Vorgaben zur Durchführung
- äußert Verständnis
- zeigt Kooperationsbereitschaft
- hält Vereinbarungen ein

- holt sich die notwendige Unterstützung
- führt Maßnahmen unter Anleitung durch
- führt Maßnahmen vollständig selbst durch
- erkennt und meldet Veränderungen
- hält Sicherheitsmaßnahmen ein
- erkennt die Grenzen der eigenen Belastbarkeit
- verfügt über ein unterstützendes soziales Umfeld

6.2 Die Bezugsperson ...

- motiviert den Patienten und lenkt ihn bei Bedarf ab
- erkennt/akzeptiert individuell wirksame Strategien zur Angstvermeidung/Angstminderung
- akzeptiert die Maßnahmen inkl. der dafür notwendigen Vorgaben zur Durchführung
- äußert Verständnis
- zeigt Kooperationsbereitschaft
- zeigt einen wertschätzenden Umgang mit dem Patienten
- hält Vereinbarungen ein
- holt sich die notwendige Unterstützung
- führt Maßnahmen unter Anleitung durch
- führt Maßnahmen vollständig selbst durch
- erkennt und meldet Veränderungen
- hält Sicherheitsmaßnahmen ein
- erkennt die Grenzen der eigenen Belastbarkeit
- schafft bzw. verfügt über ein unterstützendes soziales Umfeld

Literatur: NANDA International (2005) NANDA-Pflegediagnosen – Definition und Klassifikation 2005 – 2006. Huber, Bern.
Doenges ME, Moorhouse MF, Geissler-Murr AC (2002) Pflegediagnosen und Maßnahmen. Verlag Hans Huber, Bern, 3. Auflage.

Obstipation

Brigitte Krenn, Burgi Osl

Einführung

Die Pflegediagnose „Obstipation" stellt für die Kinderkrankenpflege eine besondere Herausforderung dar.

Da keine einheitliche Ursache für diese Pflegediagnose vorliegt, ist das Betreuerteam aufgefordert, intellektuelle (Lernstörungen), ernährungsbedingte, körperliche (Missbildungen), psychische (Toilettentraining) und soziale (nachlässiges oder von Zwang geprägtes Toilettentraining) Faktoren zu berücksichtigen.

Schwerpunkte in der Kinder- und Jugendlichenpflege

- Berücksichtigung des Alters und Entwicklungsstandes des Patienten
- Stadien der Sauberkeitsentwicklung
- Berücksichtigung der Intimsphäre
- Erschwerte Aufklärung und Anleitung
- Situationsbedingt erschwerte Kooperation mit Patient/Bezugsperson
- Motivation zur Mitarbeit
- Interaktionsthematik (Eltern-Kind)
- Symptome des Patienten und Äußerungen der Bezugsperson sind von der Pflegeperson zu interpretieren
- Empathie

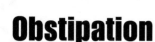

Obstipation

Taxonomie 1 R: Austauschen (1.3.1.1/1975; R 1998)
Taxonomie 2: Ausscheidung, gastrointestinal (00011/1975; R 1998)
NANDA-Originalbezeichnung: „Constipation"
[Thematische Gliederung: Ausscheidung]

1. Definition

Verminderung der normalen Defäkationsfrequenz, begleitet von einer erschwerten oder unvollständigen Stuhlpassage und/oder der Ausscheidung von sehr hartem, trockenem Stuhl.

2. Ätiologie*

- **Funktionelle Ursachen**
  - Körperliche Inaktivität
  - Schwache Beckenboden-, Bauchmuskulatur
  - Unregelmäßige Defäkationsgewohnheiten; unangemessene Toilettenbenützung (z.B. Zeitpunkt, Sitzhaltung)
  - Gewohnheitsmäßiges Verleugnen/Ignorieren des Stuhldrangs
  - Unreifer Darm (Frühgeborene)
  - Stoffwechselerkrankungen (z.B. Schilddrüsenunterfunktion)
  - Elektrolytungleichgewicht
- **Psychologische Ursachen**
  - Emotionale(r) Belastung/Stress (z.B. Alltagsveränderungen, Schulbeginn, Kindergarten, Scheidung, neues Geschwisterkind)
  - Fehlende Intimsphäre beim Ausscheiden
  - Angst/Schmerz
  - Depression
  - Fehlen der gewohnten, für das Kind wichtigen Accessoires (z.B. eigener Topf, WC-Aufsatz, Feuchttücher, weiches Toilettenpapier)
  - Autoritäres Stuhltraining
- **Mechanische Ursachen**
  - Megakolon (Morbus Hirschsprung)
  - Rektaler Abszess/rektale Fissur
  - Hämorrhoiden
  - Rektozele
  - Tumor
  - Rektoprolaps
  - Postoperative Obstruktion
  - Neuromuskuläre/muskuloskeletale Beeinträchtigung
  - Gastrointestinale obstruktive Veränderung (z.B. stenosierende Prozesse)
  - Schwangerschaft

---

* Achtung: Inhalt abweichend vom Original → Originaltext siehe: Doenges M.E. et al., 2002, S. 540 f

- ·Physiologische Ursachen
  - Ungenügende Flüssigkeits-/Nahrungszufuhr
  - Veränderung der gewohnten Ess- und Trinkgewohnheiten
  - Adipositas/Anorexie/Kachexie
  - Ungenügende Einnahme von Ballaststoffen
  - Dehydratation
  - Verminderte Motilität des Magen-Darm-Traktes
  - Ungenügende Zahnhygiene oder Zahnbildung bzw. fehlende Zähne
- Pharmakologische Ursachen
  - Laxantienmissbrauch
  - Kalziumkarbonat; aluminiumhaltige Antazida
  - Nichtsteroidale Antirheumatika (NSAR)
  - Opiate, Anticholinergika (z. B. Atropin)
  - Antiepileptika; Diuretika
  - Eisenpräparate
  - Sedativa; Sympathikomimetika
  - Antidepressiva

3. Zeichen/Symptome*

3.1 Subjektiv

- Verbale Äußerung über
  - abdominelles oder rektales Druck- bzw. Völlegefühl
  - Schmerzen bei der Defäkation
  - Bauch- und Rückenschmerzen
  - allgemeine Erschöpfung
  - Kopfschmerzen

3.2 Subjektiv/objektiv

- Abnahme der gewohnten Entleerungshäufigkeit
- Verminderung der gewohnten Stuhlmenge
- Anstrengung und Pressung bei der Defäkation
- Starke Flatulenz
- Überlaufenkopresis
- Geblähtes Abdomen
- Gebrauch von Laxantien
- Übelkeit und/oder Erbrechen
- Appetitstörung
- Unlust/Mattigkeit

---

* Achtung: Inhalt abweichend vom Original → Originaltext siehe: Doenges M.E. et al., 2002, S. 541 f

3.3 Objektiv

- Hartgeformter Stuhl
- Übelriechender Stuhl
- Palpierbare Masse
- Verminderte oder vermehrte Darmgeräusche
- Hellrotes Blut auf dem Stuhl
- Schwarzer Stuhl/Teerstuhl
- Stuhlschmieren
- Fehlendes Absetzen von Mekonium
- Gekrümmte Körperhaltung
- Hautunreinheiten
- Zungenbelag/Mundgeruch

4. Zielsetzung

- Der Patient/die Bezugsperson kennt verursachende Faktoren für Obstipation
- Der Patient/die Bezugsperson äußert Verständnis hinsichtlich ursächlicher oder beeinflussender Faktoren und den daraus resultierenden Maßnahmen zur Lösung seiner/ihrer individuellen Situation
- Der Patient/die Bezugsperson ist über stuhlfördernde Maßnahmen informiert und wendet diese an
- Der Patient/die Bezugsperson ist bereit, die Pflegetherapie aktiv zu unterstützen
- Der Patient/die Bezugsperson beteiligt sich im Rahmen seiner/ihrer Möglichkeiten an der Behandlung
- Der Patient/die Bezugsperson hält sich an die empfohlene Therapie
- Der Patient nimmt an einem „Stuhltraining" teil
- Der Patient berichtet über Verminderung der Symptome/Beschwerden bzw. über Beschwerdefreiheit
- Am Patienten sind Zeichen sichtbar, welche auf eine Linderung bzw. auf Beschwerdefreiheit hindeuten
- Der Patient äußert verbal eine Besserung in seinem Wohlbefinden (körperliches, psychisches, soziales)
- Der Patient setzt schmerzfrei Stuhl ab
- Der Patient erlangt normale Stuhlgewohnheiten
- Der Patient berichtet über eine Reduzierung von Angst und Stress
- Am Patienten sind Zeichen sichtbar, welche auf eine Reduzierung von Angst und Stress hindeuten
- Der Patient/die Bezugsperson verständigt die Pflegeperson, wenn sich die Symptome ändern
- Der Patient zeigt eine Veränderung des Lebensstils, wie sie hinsichtlich der ursächlichen oder beeinflussenden Faktoren erforderlich ist
- Die Bezugsperson unterstützt den Patienten
- Der Patient/die Bezugsperson kennt präventive Maßnahmen, um einer Obstipation vorzubeugen

5. Maßnahmen

5.1 Erkennen/Ermitteln/Beobachten ...

- individueller Bedürfnisse/Ressourcen
- des Wissensstandes des Patienten/der Bezugsperson hinsichtlich der vorliegenden Obstipation und Behandlung
- ursächlicher/beeinflussender Faktoren
  - Überprüfen der Nahrungs- und Flüssigkeitsaufnahme
  - Erkennen von belastenden Umständen (z. B. Eltern in Scheidung, neues Geschwisterkind, Veränderungen im Tages-, Lebensrhythmus, Beziehungsprobleme)
  - Ermitteln des Gebrauchs von Medikamenten
- der Wirkung/Nebenwirkung von Medikamenten
  - Wirksamkeitskontrolle von Laxantien
  - Erkennen medikamentöser Nebenwirkungen (z. B. Eisen, Steroide, Vitamin E)
- der normalen Stuhlgewohnheiten
- der Aktivitäten, welche die Darmaktivität normalerweise stimulieren, und Feststellung von Störungen
- der gegenwärtigen Stuhlgewohnheiten (Farbe, Geruch, Beschaffenheit, Menge und Häufigkeit der Stuhlentleerung)
- der Zeitspanne der Ausscheidungsproblematik
- der Art der Beschwerden (z. B. ist es ein langandauerndes Problem, mit dem sich der Patient arrangiert hat, oder ein postoperatives Ereignis)
- der Körperhaltung (z. B. angezogene Beine)
- der Darmgeräusche (Lokalisation und Qualität)
- des Allgemeinbefindens
- des Ernährungszustandes
- der Haut- und Schleimhautbeschaffenheit
- der Laborwerte

5.2 Maßnahmen

5.2.1 Pflegerische Maßnahmen

- Einbeziehen des Patienten/der Bezugsperson in die Pflege
  - Registrieren der Flüssigkeitszufuhr
  - Durchführen der Hautpflege am Anus
  - Stuhltraining unterstützen
  - Beobachten von Farbe, Geruch, Beschaffenheit, Menge und Häufigkeit der Stuhlentleerung
- Vorbereitung/Verabreichung der Medikamente
- Anhalten zu vermehrter Flüssigkeitszufuhr
- Achten auf ballaststoffreiche Ernährung
- Süßigkeiten vermeiden
- Ermöglichen eines Sitzbades zur beruhigenden Wirkung im Rektalbereich nach dem Stuhlgang
- Durchführung individueller Hautpflege

- Ermutigen zur regelmäßiger Aktivität/Bewegung, entsprechend der individuellen Leistungsfähigkeit
- Durchführen von „Stuhltraining"
- Mithilfe bei ärztlichen Untersuchungen und Therapien
- Dokumentation der durchgeführten Maßnahmen und des Verlaufs

5.2.2 Maßnahmen lt. AVO

- Medikamentöse Therapie (z. B. Stuhlweichmacher, milde Stimulantien oder Quellmittel, Anspülen des Darmes bei Frühgeborenen)
- Verabreichen von Einläufen, Klistieren
- Führen eines Stuhlprotokolls
- Auflegen warmer Wickel (z. B. Kartoffel-, Dunstwickel)
- Entfernen von Kotsteinen
- Messen der Stuhlmenge
- Ernährungsberatung
- Psychologische Begleitung

5.3 Fördern des Wohlbefindens – Unterstützung/Beratung/Ausbildung

- Empathie
- Beachten individueller Bedürfnisse
- Beachten vorhandener Ressourcen
- Wahrung der Intimsphäre (z. B. laut ON-Regel)
- Besprechen der Physiologie der Defäkation und akzeptabler Abweichungen im Ausscheidungsmuster (Frequenz)
- Information über die Zusammenhänge zwischen Ernährung, Flüssigkeitszufuhr, körperlicher Aktivität und angemessenen Gebrauch von Laxantien
- Anleitung des Patienten/der Bezugsperson zum Führen eines Ausscheidungsprotokolls
- Patient/Bezugsperson motivieren, sich bei Problemen zu melden
- Information des Patienten/der Bezugsperson hinsichtlich der Maßnahmen
- Therapeutische Anwendungen – Anleitung/Unterstützung/Überwachung und Evaluierung der Wirksamkeit
- Information über komplementäre Methoden (z. B. Akkupressurmassage, Fußreflexzonenmassage)
- Anbieten/Vermitteln professioneller Berufsgruppen zur Unterstützung
- Erlernen/Üben von Entspannungstechniken
- Kontakte mit Selbsthilfegruppen herstellen
- Entlastung der Bezugsperson

5.4 Prävention/Prophylaxe

- Aufklärung/Information über verursachende Faktoren
- Aufklärung/Information über Risikofaktoren
- Aufklärung/Information über wirksame Maßnahmen zur Risikovermeidung und deren Anwendung
- Aufklärung/Information über wirksame Maßnahmen, um die Stuhlkonsistenz zu verbessern und die Kolonpassage zu erleichtern
  z. B.
  - ballaststoff- und rohkostreiche Ernährung
  - erhöhte Flüssigkeitsaufnahme
  - vermehrte Aktivität
- Hautschutzpflege

6. Ressourcen
6.1 Der Patient ...

- lässt sich ablenken/lässt sich motivieren
- teilt sich mit – verbal/nonverbal
- äußert Schmerzen – verbal/nonverbal
- beschreibt Schmerzen und lokalisiert diese
- akzeptiert die Maßnahmen inkl. der dafür notwendigen Vorgaben zur Durchführung
- äußert Verständnis
- zeigt Kooperationsbereitschaft
- hält Vereinbarungen ein
- holt sich selbst die notwendige Unterstützung
- erkennt individuelle Risikofaktoren
- erkennt individuelle Maßnahmen, um die Stuhlkonsistenz zu verbessern und die Kolonpassage zu erleichtern, und führt diese durch
- weiß über Wirkung und Nebenwirkung von Medikamenten Bescheid
- führt Maßnahmen unter Anleitung durch
- führt Maßnahmen vollständig selbst durch
- erkennt und meldet Veränderungen
- führt ein Ausscheidungsprotokoll
- erkennt die Grenzen der eigenen Belastbarkeit
- verfügt über ein unterstützendes soziales Umfeld

6.2 Die Bezugsperson ...

- motiviert den Patienten und lenkt ihn bei Bedarf ab
- leitet Schmerzäußerungen weiter
- akzeptiert die Pflege- und Hilfsmaßnahmen inkl. der dafür notwendigen Vorgaben zur Durchführung
- äußert Verständnis

- zeigt Kooperationsbereitschaft
- hält Vereinbarungen ein
- holt sich die notwendige Unterstützung
- erkennt Risikofaktoren
- führt Maßnahmen unter Anleitung durch
- führt Maßnahmen vollständig selbst durch
- erkennt individuelle Maßnahmen zur Verbesserung der Stuhlkonsistenz und Kolonpassage und unterstützt den Patienten
- weiß über Wirkung und Nebenwirkung von Medikamenten Bescheid
- erkennt und meldet Veränderungen
- führt selbst das Ausscheidungsprotokoll bzw. unterstützt den Patienten beim Führen desselben
- stellt Kontakt zu Selbsthilfegruppen her
- kennt Grenzen der eigenen Belastbarkeit
- schafft bzw. verfügt über ein unterstützendes soziales Umfeld

Literatur: NANDA International (2005) NANDA-Pflegediagnosen – Definition und Klassifikation 2005 – 2006. Huber, Bern.
Doenges ME, Moorhouse MF, Geissler-Murr AC (2002) Pflegediagnosen und Maßnahmen. Verlag Hans Huber, Bern, 3. Auflage.

Obstipationsgefahr

Taxonomie 2: Ausscheidung, gastrointestinal (00015/1998)
NANDA-Originalbezeichnung: „Constipation, risk for"
[Thematische Gliederung: Ausscheidung]

1. Definition

Gefahr der Verminderung der normalen Defäkationsfrequenz, begleitet von einer erschwerten oder unvollständigen Stuhlpassage und/oder der Ausscheidung von sehr hartem, trockenem Stuhl.

2. Risikofaktoren*

- Funktionelle Ursachen
  - Gewohnheitsmäßiges Verleugnen/Ignorieren des Stuhldrangs
  - Unangemessene Toilettenbenutzung
    (Zeitpunkt, Sitzhaltung, fehlende Intimsphäre)
  - Unregelmäßige Defäkationsgewohnheiten
  - Unzureichende körperliche Aktivitäten, angeordnete Bettruhe
  - Schwach ausgebildete Bauchmuskulatur
  - Neuromuskuläre/muskuloskeletale Beeinträchtigung
- Psychologische Ursachen
  - Emotionale Belastung/Stress (z. B. Alltagsveränderungen, Schulbeginn, Kindergarten, Scheidung, neues Geschwisterkind, forciertes Toilettentraining)
  - Interaktionsproblematik (Machtspiele zwischen Mutter und Kind)
  - Fehlende Intimsphäre beim Ausscheiden
  - Ekel vor eigener Ausscheidung
  - Angst
  - Schmerz
  - Fehlen der gewohnten, für das Kind wichtigen Accessoires (z. B. eigener Topf, WC-Aufsatz, Feuchttücher, weiches Toilettenpapier)
  - Depression
- Physiologische Ursachen
  - Ungenügende Ballaststoffzufuhr
  - Denaturalisierte Nahrung (z. B. Fertigprodukte)
  - Dehydratation
  - Unzureichendes Kauen
  - Zahnen
  - Unzureichende Flüssigkeits-/Nahrungszufuhr
  - Veränderung der Ess- und Trinkgewohnheiten (z. B. Urlaub)
  - Altersbedingte Nahrungsumstellung (z. B. Stillen – adaptierte Nahrung)

---

* Achtung: Inhalt abweichend vom Original → Originaltext siehe: Doenges M.E. et al., 2002, S. 546 f

- Verminderte Motilität des Magen-Darm-Traktes
- Unvermögen, sich zu artikulieren (Sprachbarrieren)
- **Mechanische Ursachen**
  - Stenosierende Prozesse, Megakolon, Tumor, Rektozele
  - Rektoanale Fissur
  - Rektaler Abszess
  - Postoperative Obstruktion
  - Gravidität
- **Pharmakologische Ursachen**
  - Laxantienmissbrauch
  - Diuretika, Opiate, Sedativa, Antidepressiva, Eisenpräparate, Antiepileptika

DD: z. B.
- Obstipation
- Beeinträchtigte körperliche Mobilität
- Wissensdefizit
- Gefahr der Überernährung
- Schmerz

3. Zielsetzung

- Der Patient/die Bezugsperson kennt verursachende Faktoren für Obstipation
- Der Patient/die Bezugsperson erkennt individuelle Risikofaktoren
- Der Patient/die Bezugsperson erkennt Zeichen und Symptome, welche eine Therapie erforderlich machen
- Der Patient/die Bezugsperson ist über präventive Maßnahmen zum Beibehalten normaler Stuhlgewohnheiten informiert und wendet diese an
- Der Patient setzt schmerzfrei/angstfrei Stuhl ab
- Der Patient äußert verbal/nonverbal körperliches, psychisches Wohlbefinden
- Der Patient hält normale Stuhlgewohnheiten aufrecht

4. Maßnahmen

4.1. Erkennen/Ermitteln/Beobachten …

- des Wissenstandes des Patienten/der Bezugsperson hinsichtlich verursachender Faktoren/ individueller Risikofaktoren
- der Symptome, welche eine Therapie erfordern
- präventiver Maßnahmen
- des Allgemein- und Ernährungszustandes
- des Entwicklungsstandes (motorisch, neurologisch, psychisch)
- des sozialen Umfeldes
- der Interaktion zwischen Bezugsperson und Patient
- der Selbstpflegefähigkeit – individuelle Bedürfnisse/Ressourcen
- der Familienanamnese hinsichtlich Essverhalten

- des Körpergewichts
- des Appetits
- der körperlichen Aktivität
- medikamentöser Nebenwirkungen

4.2 Maßnahmen

4.2.1 Pflegerische Maßnahmen

- Information des Patienten/der Bezugsperson über die Bedeutung einer regelmäßigen Stuhlentleerung
- Einbeziehen des Patienten/der Bezugsperson in die Pflege
- Vermehrt Flüssigkeit anbieten (Lieblingsgetränk)
- Dokumentation der Flüssigkeitszufuhr
- Ballaststoffreiche Ernährung anbieten
- Beobachten von Farbe, Geruch, Beschaffenheit, Menge und Häufigkeit der Stuhlentleerung
- Toilettentraining
- Unterstützen des Patienten/der Bezugsperson beim Planen eines Präventionsprogramms zur regelmäßigen Stuhlentleerung
- Mobilisation
- Dokumentation der durchgeführten Maßnahmen und des Verlaufs

4.2.2 Maßnahmen lt. AVO

- Ernährungsberatung
- Psychologische Begleitung
- Physiotherapie
- Medikamentöse Therapie

4.3 Fördern des Wohlbefindens – Unterstützung/Beratung/Ausbildung

- Empathie
- Beachten individueller Bedürfnisse Ressourcen und Planen der entsprechenden Maßnahmen (z. B. gesunde Ernährung, körperliche Aktivität)
- Anbieten/Vermitteln professioneller Berufsgruppen zur Unterstützung
- Entlastung der Bezugsperson

4.4 Prävention/Prophylaxe

- Aufklärung/Information über Risikofaktoren
- Benennen der individuellen Risikofaktoren
- Bestimmen der individuellen Stuhlfrequenz

- Benennen der wirksamen Maßnahmen zur Aufrechterhaltung der normalen Darmmotilität
- Erlernen von Entspannungstechniken
- Information über komplementäre Methoden (z. B. Akupressurmassage)

5. Ressourcen

5.1 Der Patient …

- erkennt individuelle Risikofaktoren
- erkennt/akzeptiert individuell wirksame Maßnahmen zur Aufrechterhaltung der Defäkationsfrequenz
- lässt sich ablenken/motivieren
- äußert Verständnis
- zeigt Kooperationsbereitschaft
- hält Vereinbarungen ein
- holt sich die notwendige Unterstützung
- führt Maßnahmen unter Anleitung durch
- führt Maßnahmen vollständig selbst durch
- erkennt und meldet Veränderungen
- erkennt die Grenzen der eigenen Belastbarkeit
- verfügt über ein unterstützendes soziales Umfeld

5.2 Die Bezugsperson …

- erkennt individuelle Risikofaktoren
- erkennt/akzeptiert individuell wirksame Maßnahmen zur Aufrechterhaltung der Defäkationsfrequenz
- motiviert den Patienten und lenkt ihn bei Bedarf ab
- zeigt Verständnis
- zeigt Kooperationsbereitschaft
- hält Vereinbarungen ein
- holt sich die notwendige Unterstützung
- führt Maßnahmen unter Anleitung durch
- führt Maßnahmen vollständig selbst durch
- erkennt und meldet Veränderungen
- erkennt die Grenzen der eigenen Belastbarkeit
- schafft bzw. verfügt über ein unterstützendes soziales Umfeld

Literatur: NANDA International (2005) NANDA-Pflegediagnosen – Definition und Klassifikation 2005 – 2006. Huber, Bern.
Doenges ME, Moorhouse MF, Geissler-Murr AC (2002) Pflegediagnosen und Maßnahmen. Verlag Hans Huber, Bern, 3. Auflage.

Diarrhö

Johanna Göb, Angelika Krutil, Manuela Smetana

Einführung

Bei Durchfallserkrankungen im Kindes- und Jugendlichenalter reagieren besonders Säuglinge und Kleinkinder aufgrund ihrer geringeren Kompensationsbreite bei Flüssigkeitsverschiebungen meist mit empfindlichem Flüssigkeitsverlust. Neben einem ausgeglichenen Flüssigkeitshaushalt nimmt die Hautpflege bzw. die Bewahrung eines intakten Hautzustandes eine zentrale Stellung ein (siehe Differenzialdiagnosen).

In der Kinder- und Jugendlichenpflege stehen als Auslöser zusätzlich zu den typischen Erregern psychische Belastungen, Substanzmissbrauch, aber auch Nahrungsumstellungen bzw. Nichteinhalten von Hygienerichtlinien im Vordergrund.

Schwerpunkte in der Kinder- und Jugendlichenpflege

- Empathie
- Berücksichtigung des Alters und Entwicklungsstandes des Patienten
- Situationsbedingte erschwerte Kooperation mit Patient/Bezugsperson
- Berücksichtigung der Intimsphäre
- Mangelndes oder fehlendes Verständnis und Wissen über hygienische Maßnahmen
- Mangelndes oder fehlendes Verständnis und Wissen über diätetische Maßnahmen
- Erschwerte Aufklärung
- Angeborene Fehlfunktion
- Motivation
- Symptome des Patienten und Äußerungen der Bezugsperson sind zu interpretieren

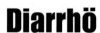
Diarrhö

Taxonomie 1 R: Austauschen (1.3.1.2/1975; R 1998)
Taxonomie 2: Ausscheidung, Gastrointestinales System (00013/1975; R 1998)
NANDA-Originalbezeichnung: „Diarrhea"
[Thematische Gliederung: Ausscheidung]

1. Definition

Ausscheiden von dünnem, wässrigem, ungeformtem Stuhl.

2. Ätiologie*

- Starke psychische Belastung, Stress und Angst
- Infektiöse Prozesse (z. B. Salmonellen)
- Parasiten
- Darmentzündungen, -irritationen
- Störungen der Absorption, Stoffwechselerkrankungen
- Nahrungsmittel- und Medikamentenallergien
- Sondennahrung
- Fehlernährung, falsche Nahrungszubereitung
- Nahrungsumstellungen
- Alkoholmissbrauch
- Vergiftungen
- Laxantienmissbrauch
- Bestrahlungstherapie
- Nebenwirkungen von Medikamenten
- Kontaminierte(s) Speisen/Trinkwasser
- Reisen, Auslandsaufenthalte

DD: z. B.
- Gefahr eines Flüssigkeitsdefizits
- Flüssigkeitsdefizit
- Gefahr einer Hautschädigung
- Hautschädigung
- Stuhlinkontinenz
- Obstipation

---

* Achtung: Inhalt abweichend vom Original → Originaltext siehe: Doenges M.E. et al., 2002, S. 226

3. Zeichen/Symptome*

3.1 Subjektiv

- Bauchschmerzen/Krämpfe
- Stuhldrang
- Müdigkeit

3.2 Subjektiv/objektiv

- Appetitlosigkeit
- Blähungen
- Geruchsveränderungen

3.3 Objektiv

- Vermehrte Stuhlentleerung
- Vermehrte Darmgeräusche
- Dünne, wässrige Stühle
- Spritzende Stühle
- Farbveränderungen/Beimengungen
- Erhöhte Körpertemperatur
- Hautschädigung im Gesäß-/Genitalbereich

4. Zielsetzung

- Der Patient äußert/vermittelt Wohlbefinden (körperliches, psychisches und soziales)
- Der Patient/die Bezugsperson kennt verursachende Faktoren
- Der Patient/die Bezugsperson äußert, die ursächlichen Faktoren und Gründe der Behandlungsempfehlungen zu verstehen
- Der Patient/die Bezugsperson beteiligt sich im Rahmen seiner/ihrer Möglichkeiten an der Behandlung
- Der Patient/die Bezugsperson hält sich an die vorgegebene Therapie
- Der Patient erlangt wieder eine normale Darmfunktion
- Der Patient weist einen intakten Hautzustand auf
- Der Flüssigkeitshaushalt des Patienten ist ausgeglichen
- Der Patient/die Bezugsperson hilft durch sein/ihr Verhalten mit, ursächliche Faktoren auszuschließen (z. B. durch richtige Nahrungszubereitung und Vermeiden von darmreizenden Nahrungsmitteln)
- Der Patient weist eine normale Körpertemperatur auf
- Der Patient/die Bezugsperson erkennt mögliche Komplikationen und ergreift entsprechende Maßnahmen

---

* Achtung: Inhalt abweichend vom Original → Originaltext siehe: Doenges M.E. et al., 2002, S. 227

5. Maßnahmen

5.1 Erkennen/Ermitteln/Beobachten ...

- individueller Bedürfnisse/Ressourcen
- des Wissenstandes des Patienten/der Bezugsperson hinsichtlich verursachender Faktoren
- der Vitalzeichen
- von Beginn und Verlauf des Durchfalls
- von Häufigkeit, Qualität, Menge, Zeitpunkt und auslösenden Faktoren, die mit dem Auftreten des Durchfalls zusammenhängen
- von Schmerzen
- von Darmgeräuschen
- von Begleiterscheinungen (z. B. Fieber/Frösteln, Krämpfe, Hautschädigungen, emotionale Erregung, physische Überanstrengung)
- der Nahrungszubereitung, Ernährungsgewohnheiten und des Ernährungszustandes
- von medikamentösen Nebenwirkungen und Wechselwirkungen (z. B. Antibiotika)
- des Flüssigkeitsbedarfes (Überprüfung von Fontanelle, Hautturgor und Zustand der Schleimhäute, Konzentration des Urins)
- ähnlicher Erkrankungen anderer Personen in der Umgebung
- von gleichzeitigen chronischen Krankheiten
- nach chirurgischen Eingriffen
- von Nahrungsmittel- und Medikamentenallergien (Laktoseintoleranz)
- einer evtl. Kotstauung, die von einer Diarrhö begleitet sein kann

5.2 Maßnahmen

5.2.1 Pflegerische Maßnahmen

- Einbeziehen des Patienten/der Bezugsperson in die Pflege
- Verabreichen von ausreichend Flüssigkeit; häufiges Auffordern zum Trinken
- Dokumentation der Ein- und Ausfuhr
- Unterstützung bei der Intimpflege nach jedem Stuhlgang
- Verwenden von weichem Toilettenpapier
- Reinigung mit Wasser, nur abtupfen, nicht reiben (CAVE: Feuchttücher)
- Auftragen einer hautschützenden Lotion/Salbe bei Bedarf
- Für trockene, saubere Kleidung bzw. Bettwäsche sorgen
- Ernährungsvorschläge laut Diätplan einhalten (Durchfall auslösende Nahrungsmittel/Substanzen meiden)
- Schmerzlindernde Maßnahmen (Lagerung, Basale Stimulation® – Bauch massieren)
- Bereitstellen von Topf/Leibschüssel oder des Leibstuhls neben dem Bett
- Für Intimsphäre sorgen
- Dokumentation der durchgeführten Maßnahmen und des Verlaufs
- Überwachung von Apparaten

5.2.2 Maßnahmen lt. AVO

- Infusionstherapie
- Flüssigkeitsbilanz
- Orale Verabreichung von Rehydratationslösungen
- Medikamentöse Therapie
- Physikalische Maßnahmen (Wickel)
- Entlüftung durch Darmrohr
- Isolierung
- Laboranalysen
- Ernährungsberatung/Sondennahrung
- Überwachung des Patienten mit Hilfe von Apparaten

5.3 Fördern des Wohlbefindens – Unterstützung/Beratung/Ausbildung

- Empathie
- Beachten der individuellen Bedürfnisse
- Beachten vorhandener Ressourcen
- Information/Aufklärung des Patienten/der Bezugsperson hinsichtlich der Maßnahmen (Wichtigkeit der Diät und des Flüssigkeitsersatzes, Anwendung von Inkontinenzprodukten)
- Beratung über die richtige Nahrungszubereitung (z. B. Flaschennahrung)
- Aufklärung und Anleitung über Hygienemaßnahmen
- Entlastung der Bezugsperson
- Ermitteln und besprechen der individuellen Stressfaktoren und Bewältigungsformen
- Empfehlen der Anwendung von Entspannungstechniken zur Verminderung von Stress/Angst
- Anbieten/Vermitteln professioneller Berufsgruppen zur Unterstützung (z. B. Psychologe)
- Kontakte zu extramuralen Organisationen herstellen (z. B. Kinderhauskrankenpflege, Selbsthilfegruppen)

5.4 Prävention/Prophylaxe

- Aufklärung/Information über Risikofaktoren
- Aufklärung/Information über wirksame Maßnahmen zur Risikovermeidung und deren Anwendung
  z. B.
  - Spülen der Ernährungssonden
  - Überprüfen der Nahrungsmittelzubereitung
  - Hygienemaßnahmen

6. Ressourcen

6.1 Der Patient ...

- teilt sich verbal/nonverbal mit
- lässt sich ablenken und motivieren
- akzeptiert die Maßnahmen
- äußert Verständnis
- zeigt Kooperationsbereitschaft
- hält Vereinbarungen ein
- holt sich die notwendige Unterstützung
- führt Maßnahmen unter Anleitung durch
- führt Maßnahmen vollständig selbst durch (z.B. Protokoll über Häufigkeit/Konsistenz der Stühle, Körpertemperaturmessungen, nimmt ausreichend Flüssigkeit zu sich)
- kann Diät zubereiten
- erkennt und meldet Veränderungen
- erkennt die Grenzen eigener Belastbarkeit
- verfügt über ein unterstützendes soziales Umfeld
- hält Hygienerichtlinien ein

6.2 Die Bezugsperson ...

- motiviert den Patienten und lenkt ihn bei Bedarf ab
- erkennt und meldet Veränderungen
- akzeptiert die erforderlichen Maßnahmen
- äußert Verständnis
- zeigt Kooperationsbereitschaft
- hält Vereinbarungen ein
- holt sich die notwendige Unterstützung
- führt Maßnahmen unter Anleitung durch
- führt Maßnahmen vollständig selbst durch
- hält Hygienerichtlinien ein
- erkennt die Grenzen eigener Belastbarkeit
- schafft bzw. verfügt über ein unterstützendes soziales Umfeld

Literatur: NANDA International (2005) NANDA-Pflegediagnosen – Definition und Klassifikation 2005 – 2006. Huber, Bern.
Doenges ME, Moorhouse MF, Geissler-Murr AC (2002) Pflegediagnosen und Maßnahmen. Verlag Hans Huber, Bern, 3. Auflage.

Beeinträchtigte Urinausscheidung

Michaela Gansch, Brigitte Rauchöcker, Gertrude Stoiber,
Margret Weissenbacher

Einführung

Im Säuglings- und Kleinkindalter erfolgt die Urinentleerung noch reflektorisch und unwillkürlich. Danach erfolgt die Reinlichkeitserziehung.

Das Schamgefühl entwickelt sich und bedingt, dass das Kind die Urinausscheidung als intime Tätigkeit erlebt. Ab diesem Zeitpunkt muss der Schutz der Intimsphäre während der Ausscheidung sichergestellt werden.

Gleichzeitig werden in dieser Zeit individuelle hygienische Gepflogenheiten entwickelt.

Schwerpunkt der Kinderkrankenpflege ist es, neben der Durchführung der Pflegemaßnahmen, welche sich aus der medizinischen Diagnose und der Pflegediagnose ableiten, das Kind dabei zu unterstützen, das bereits Erlernte zu erhalten bzw. das Kind in seiner Entwicklung zu fördern.
Zusätzlich sind präventive und gesundheitserzieherische Maßnahmen zu berücksichtigen.

Schwerpunkte in der Kinder- und Jugendlichenpflege

- Berücksichtigung des Alters und Entwicklungsstandes des Patienten
  - Stadien der Sauberkeitsentwicklung
  - Entwicklung der individuellen Hygienegewohnheiten
  - Entwicklung des Schamgefühls
- Berücksichtigung der Intimsphäre
- Erschwerte Aufklärung und Anleitung
- Situationsbedingt erschwerte Kooperation mit Patient/Bezugsperson
- Motivation zur Mitarbeit
- Interaktionsthematik (Eltern – Kind)
- Symptome des Patienten und Äußerungen der Bezugsperson sind von der Pflegeperson zu interpretieren
- Angeborene Missbildungen/Fehlfunktionen
- Empathie

Beeinträchtigte Urinausscheidung

Taxonomie 1 R: Austauschen (1.3.2/1973)
Taxonomie 2: Ausscheidung, Harnwegssystem (00016/1973)
NANDA-Originalbezeichnung: „Impaired Urinary Elimination"
[Thematische Gliederung: Ausscheidung]

1. Definition

Eine Störung der Urinausscheidung.

2. Ätiologie*

- Angeborene Fehl-, Missbildungen
- Anatomisches Hindernis (z. B. Tumore, Steine)
- Sensomotorische Beeinträchtigung (Spastik, Lähmung)
- Harnwegsinfekt
- Mechanisches Trauma
- Psychogene Faktoren
- Chirurgische Urinableitung
- Veränderter Regulationsmechanismus (z. B. Frühgeborenes, Unreife der Niere, Organschädigung/-versagen)
- Medikamente (z. B. Nebenwirkungen, Narkose)

DD: z. B.
- Harnverhalt
- Stressurininkontinenz
- Reflexurininkontinenz
- Drangurininkontinenz
- Funktionelle Urininkontinenz
- Totale Urininkontinenz
- Enuresis

3. Zeichen/Symptome*

- Verbale Äußerung über
  - Schmerzen/eingeschränktes Wohlbehagen/Angst
  - häufiges Urinieren
  - verzögertes Urinieren
  - Harndrang

---

* Achtung: Inhalt abweichend vom Original → Originaltext siehe: Doenges M.E. et al., 2002, S. 790 f

- das Gefühl einer vollen Blase
- Brennen beim Urinieren

3.2 Subjektiv/objektiv

- Geruchsveränderung des Urins
- Farbveränderung des Urins
- Harnverhalten
- Nykturie
- Angst

3.3 Objektiv

- Inkontinenz
- Hämaturie (makro/mikro)
- Veränderung der Urinkonzentration
- Fehlende/verminderte Urinausscheidung (trockene Windel beim Säugling)
- Unruhe/Stimmungsschwankungen
- Jammern, „weinerlich sein", Unruhe, Berührungsempfindlichkeit im Unterbauchbereich (beim Säugling)
- Einfuhr größer als Ausfuhr
- Veränderte Laborwerte

4. Zielsetzung

- Der Patient/die Bezugsperson erkennt die ursächlichen Faktoren
- Der Patient zeigt Verhaltensweisen/Methoden, um einer Harnwegsinfektion vorzubeugen
- Der Patient/die Bezugsperson zeigt die Fähigkeit, mit der Situation umzugehen, und äußert das Gefühl des Selbstvertrauens
- Der Patient/die Bezugsperson beteiligt sich im Rahmen seiner/ihrer Möglichkeiten an der Behandlung
- Der Patient/die Bezugsperson hält sich an die empfohlene Therapie
- Der Patient/die Bezugsperson zeigt in der Versorgung des Blasenkatheters oder Urostomas und den dazugehörigen Ableitungen Sicherheit
- Der Patient/die Bezugsperson erkennt Zeichen und Symptome, welche eine medizinische Therapie erforderlich machen, und ergreift entsprechende Maßnahmen
- Der Patient/die Bezugsperson verständigt die Pflegeperson, wenn sich die Symptome verändern
- Der Patient bleibt infektions-/verletzungsfrei
- Der Patient äußert verbal eine Besserung in seinem Wohlbefinden (körperliches, psychisches, soziales)
- Der Patient berichtet über Verminderung der Symptome/Beschwerden bzw. über Beschwerdefreiheit; keine Schmerzzeichen beim Säugling
- Der Patient trinkt in ausreichender Menge
- Der Patient hat eine ausgewogene Flüssigkeitsbilanz

- Der Patient ist tagsüber/während der Nacht/ständig kontinent
- Der Patient kann ohne künstliche Ableitung urinieren
- Das Ableitungssystem fördert ausreichend/problemlos

5. Maßnahmen

5.1 Erkennen/Ermitteln/Beobachten ...

- individueller Bedürfnisse/Ressourcen
- des Wissensstandes des Patienten/der Bezugsperson hinsichtlich der Erkrankung und Behandlung
- ursächlicher oder beeinflussender Faktoren
- der Ausscheidungsmuster und vergleichen mit der aktuellen Situation (z. B. Ausscheidungsgewohnheiten, Häufigkeit, Ausdruck für Urinieren)
- der Genitalhygiene
- von Harnmenge, Farbe/Geruch/Konzentration des Harns
- der Wirkung/Nebenwirkung von Medikamenten
    - Wirksamkeitskontrolle der medikamentösen Therapie (z. B. Spasmolytika)
    - Erkennen medikamentöser Nebenwirkungen
- des Allgemeinbefindens
- von Schmerzen (z. B. Lokalisation, Dauer, Stärke, Vorhandensein von Blasenkrämpfen, Rücken- oder Flankenschmerzen)
- von Zeichen einer Infektion
- des Flüssigkeitshaushaltes
- von Persönlichkeitsveränderungen
- der Laborwerte

5.2 Maßnahmen

5.2.1 Pflegerische Maßnahmen

- Information des Patienten/der Bezugsperson über die Bedeutung der Harnausscheidung
- Einbeziehen des Patienten/der Bezugsperson in die Pflege (z. B. Umgang/Versorgung des Ableitungssystems)
- Vorbereitung/Verabreichung der Medikamente
- Regelmäßige Kontrolle der Harnausscheidung und des Harns auf Veränderungen
- Bereitstellen von Flüssigkeiten (Lieblingsgetränken) und den Patienten anhalten, immer wieder zu trinken (Menge je nach Alter und Ätiologie)
- Ein- und Ausfuhrprotokoll
- Toiletten-/Blasentraining (z. B. zu bestimmten Zeiten Toilettenbenutzung)
- Stimulationen für Harnausscheidung einsetzen (z. B. Wasser fließen lassen, Sitzbad)
- Entspannungstechniken
- Blasenkatheterpflege laut Hygienerichtlinie durchführen
- Pflege von chirurgischen Urinableitungen
- Mithilfe bei ärztlichen Untersuchungen und Therapien
- Dokumentation der durchgeführten Maßnahmen und des Verlaufs

5.2.2 Maßnahmen lt. AVO

- Flüssigkeitsbilanz
- Restharnbestimmung
- Laboranalysen
- Medikamentöse Therapie
- Physikalische Maßnahmen (Wärme-/Kälteanwendungen)

5.3 Fördern des Wohlbefindens – Unterstützung/Beratung/Ausbildung

- Empathie
- Beachten der individuellen Bedürfnisse
- Beachten vorhandener Ressourcen
- Patient ermutigen, über Befürchtungen/Ängste zu sprechen
- Information des Patienten/der Bezugsperson hinsichtlich der Maßnahmen
- Therapeutische Anwendungen – Anleitung/Unterstützung/Überwachung und Evaluierung der Wirksamkeit (z. B. Sitzbäder, Lagerungen, Toilettentraining)
- Anleitung des Patienten/der Bezugsperson, um Pflege selbst übernehmen zu können
- Anleitung des Patienten/der Bezugsperson in Führung eines Protokolls für zu Hause (z. B. Gewichtskontrollen, Ausscheidung, Wohlbefinden)
- Schulung hinsichtlich Auffälligkeiten im Bereich der Urinausscheidung, welche die Benachrichtigung eines Arztes erfordern
- Planen von entspannenden und ablenkenden Aktivitäten
- Für eine ruhige Umgebung sorgen
- Informationen über Nahrungsmittel, Medikamente, welche eine Urinveränderung in den Bereichen Geruch und Farbe hervorrufen
- Information über Hilfsorganisationen für zu Hause (z. B. Selbsthilfegruppen, mobile Dienste) etwa bei Kindern/Jugendlichen, die zu Hause katheterisieren müssen
- Wahrung der Intimsphäre (z. B. laut ON-Regel)
- Entlastung der Bezugsperson

5.4 Prävention/Prophylaxe

- Information/Anleitung hinsichtlich Einhalten von Sicherheitsvorkehrungen (z. B. Hygienemaßnahmen, Hautpflege, Flüssigkeitszufuhr)
- Gewohnheiten fördern, welche die Gesundheit positiv beeinflussen
- Aufklärung/Information über wirksame Maßnahmen zur Risikovermeidung und deren Anwendung
- Aufrechterhalten eines sauren Milieus in der Blase (z. B. durch die Einnahme von Vitamin C/Preiselbeersaft, um das Bakterienwachstum einzudämmen)

6. Ressourcen

6.1 Der Patient ...

- lässt sich ablenken/lässt sich motivieren
- teilt sich verbal/nonverbal mit
- kann Symptomatik beschreiben
- erkennt individuelle, wirksame Maßnahmen zur Schmerzverminderung/zur Behebung der Ausscheidungsproblematik und wendet diese an
- akzeptiert die Maßnahmen inkl. der dafür notwendigen Vorgaben zur Durchführung
- äußert Verständnis
- zeigt Kooperationsbereitschaft
- hält Vereinbarungen ein
- erkennt Warnsignale (z. B. Schmerzen beim Urinieren) und kann diese beschreiben
- erkennt und meldet Veränderungen
- holt sich notwendige Unterstützung
- führt Maßnahmen unter Anleitung durch
- führt Maßnahmen vollständig selbst durch
- hält Sicherheitsmaßnahmen ein
- erkennt die Grenzen der eigenen Belastbarkeit
- verfügt über ein unterstützendes soziales Umfeld

6.2 Die Bezugsperson ...

- motiviert den Patienten und lenkt ihn bei Bedarf ab
- erkennt/akzeptiert individuell wirksame Maßnahmen zur Linderung der Symptomatik und unterstützt deren Anwendung
- äußert Verständnis
- zeigt Kooperationsbereitschaft
- hält Vereinbarungen ein
- holt sich die notwendige Unterstützung
- führt Maßnahmen unter Anleitung durch
- führt Maßnahmen vollständig selbst durch
- hält Sicherheitsmaßnahmen ein
- erkennt die Grenzen der eigenen Belastbarkeit
- schafft bzw. verfügt über ein unterstützendes soziales Umfeld

Literatur: NANDA International (2005) NANDA-Pflegediagnosen – Definition und Klassifikation 2005–2006. Huber, Bern.
Doenges ME, Moorhouse MF, Geissler-Murr AC (2002) Pflegediagnosen und Maßnahmen. Verlag Hans Huber, Bern, 3. Auflage.

Enuresis (Einnässen)

Johanna Göb

Einführung

Die erfolgreiche Betreuung und Behandlung von Patienten mit der Diagnose „Enuresis" ist wesentlich von einer guten multiprofessionellen Zusammenarbeit abhängig.

Die Pflegediagnose kommt nur nach vorher erfolgter medizinischer Diagnosestellung „Enuresis" zur Anwendung.

Die Diagnose „Enuresis" wird erst ab dem fünften Lebensjahr gestellt.

Es werden zwei Kategorien unterschieden:
- Primäre Enuresis: Der Patient war noch nie trocken
- Sekundäre Enuresis: Erneutes Einnässen nach einer vorausgegangenen kontinuierlichen Periode von 3 – 6 Monaten der Kontinenz

Schwerpunkte in der Kinder- und Jugendlichenpflege

- Empathie
- Berücksichtigung des Alters und Entwicklungszustandes des Patienten
- Erschwerte Aufklärung
- Situationsbedingte erschwerte Kooperation mit Patient/Bezugsperson
- Symptome des Patienten und Äußerungen der Bezugsperson sind von der Pflegeperson im Bedarfsfall zu interpretieren, dokumentieren und weiterzuleiten
- Motivation
- Stärkung des Selbstwertgefühls

Enuresis

Keine Pflegediagnose nach NANDA-Taxonomie

1. Definition

Die Situation, in der ein Kind ohne medizinisch diagnostizierte pathophysiologische Ursache einen Zustand von unfreiwilliger Blasenentleerung erfährt[1].

2. Ätiologie

- Stress (z. B. Schule, Geschwister, Elternbeziehung, Kindergarten)
- Wechsel des sozialen Umfeldes (z. B. Wohnungswechsel)
- Unaufmerksamkeit (z. B. vertieftes Spielen)
- Harndrang in ungewohnter Umgebung
- Aufmerksamkeitssuchendes Verhalten
- Mangelhafte Motivation
- Geringes Selbstwertgefühl
- Tiefer Schlaf

DD: z. B.
- Schlafstörung
- Gefahr eines situativ geringen Selbstwertgefühls
- Urininkontinenz (z. B. totale, funktionelle)
- Beeinträchtigte Urinausscheidung

3. Zeichen/Symptome

3.1 Subjektiv

- Verbale Äußerung über
  - Probleme durch unfreiwillige Blasenentleerung

3.2 Subjektiv/objektiv

–

3.3 Objektiv

- Kind nässt ein
  - in der Nacht
  - am Tag (z. B. beim Spielen)

---

[1] Anwendung der Pflegediagnose bei bestehender medizinischer Diagnose

4. Zielsetzung

- Der Patient/die Bezugsperson kennt verursachende Faktoren
- Der Patient/die Bezugsperson ist über Maßnahmen, die zur Blasenkontrolle führen, informiert
- Der Patient/die Bezugsperson beteiligt sich im Rahmen seiner/ihrer Möglichkeiten an der Behandlung
- Der Patient/die Bezugsperson hält sich an die empfohlene Therapie
- Der Patient/die Bezugsperson ist fähig, über das Einnässen zu reden
- Der Patient/die Bezugsperson äußert das Gefühl des Selbstvertrauens
- Der Patient äußert verbal eine Besserung in seinem Wohlbefinden (körperliches, psychisches, soziales)
- Der Patient äußert, im Selbstwertgefühl gestärkt zu sein
- Der Patient wirkt im Selbstwertgefühl gestärkt
- Der Patient/die Bezugsperson ist entspannt
- Der Patient bleibt während des Schlafes trocken
- Der Patient ist tagsüber/immer kontinent

5. Maßnahmen

5.1 Erkennen/Ermitteln/Beobachten ...

- individueller Bedürfnisse/Ressourcen
- hinsichtlich der Rolle des Patienten im sozialen Umfeld
- der Interaktion zwischen Eltern und Kind
- des Wissensstandes des Patienten/der Bezugsperson hinsichtlich der Diagnose
- der Miktionsanamnese (z. B. Trinkmenge, Auslöser, Zeitpunkt, Häufigkeit)
- des Allgemeinbefindens (z. B. Stress, Angst, Unruhe)

5.2 Maßnahmen

5.2.1 Pflegerische Maßnahmen

- Einbindung des Patienten/der Bezugsperson in die Problemerfassung/Entscheidungs-findung – Planung der Maßnahmen
- Einbeziehen des Patienten/der Bezugsperson in die Pflege
- Aufforderung, vor dem Schlafengehen zu urinieren
- Einschränkung der Flüssigkeitsaufnahme vor dem Schlafengehen
- Festlegen/Einhalten des Zeitpunktes zum nächtlichen Urinieren (Patient wecken)
- Wiederholte Aufforderung, auf die Toilette zu gehen (tagsüber)
- Motivation und Unterstützung bei Blasentraining/-schulung
- Fördern des Selbstwertgefühls
- Vermeiden von Beschämung und Bestrafung
- Positives Feedback – Belohnung
- Führen eines Miktionsprotokolls (z. B. Trinkmenge, Harnmenge, Zeitpunkt)

- Mithilfe bei ärztlichen Untersuchungen
- Vorbereitung/Verabreichung der Medikamente

5.2.2 Maßnahmen lt. AVO

- Miktionsprotokoll
- Psychologische Beratung/Begleitung
- Medikamentöse Therapie

5.3 Fördern des Wohlbefindens – Unterstützung/Beratung/Ausbildung

- Empathie
- Beachten individueller Bedürfnisse
- Beachten vorhandener Ressourcen
- Information des Patienten/der Bezugsperson über Hilfsmittel für zu Hause (z. B. Matratzenschoner aus Plastik)
- Erlernen/Üben von Entspannungstechniken
- Anbieten/Vermitteln professioneller Berufsgruppen zur Unterstützung
- Aufzeigen von Informationsmöglichkeiten (z. B. Veranstaltungen, Internet, Selbsthilfegruppen)
- Information über komplementäre Methoden
- Entlastung der Bezugsperson

5.4 Prävention/Prophylaxe

- Aufklärung/Information über Risikofaktoren (z. B. abends zu viel trinken)
- Aufklärung/Information über wirksame Maßnahmen zur Risikovermeidung und deren Anwendung
- Keinen Erziehungsdruck ausüben

6. Ressourcen

6.1 Der Patient ...

- lässt sich motivieren
- teilt sich verbal/nonverbal mit
- akzeptiert Maßnahmen
- äußert Verständnis
- zeigt Kooperationsbereitschaft
- hält Vereinbarungen ein
- holt sich die notwendige Unterstützung
- führt Maßnahmen unter Anleitung durch
- führt Maßnahmen vollständig selbst durch

- erkennt und meldet Veränderungen
- führt Miktionsprotokoll
- erkennt die Grenzen der eigenen Belastbarkeit
- verfügt über ein unterstützendes soziales Umfeld

6.2 Die Bezugsperson ...

- motiviert den Patienten
- unterstützt den Patienten
- akzeptiert die Maßnahmen
- äußert Verständnis für die Situation, in der sich der Patient befindet
- zeigt Kooperationsbereitschaft
- hält Vereinbarungen ein
- holt sich notwendige Unterstützung
- erkennt und meldet Veränderungen
- führt bzw. unterstützt den Patienten beim Führen eines Miktionsprotokolls
- holt sich die notwendigen Informationen
- erkennt die Grenzen der eigenen Belastbarkeit
- schafft bzw. verfügt über ein unterstützendes soziales Umfeld

Literatur: NANDA International (2005) NANDA-Pflegediagnosen – Definition und Klassifikation 2005 – 2006. Huber, Bern. Doenges ME, Moorhouse MF, Geissler-Murr AC (2002) Pflegediagnosen und Maßnahmen. Verlag Hans Huber, Bern, 3. Auflage.

Mangelernährung

Brigitte Krenn, Burgi Osl

Einführung

Im Erwachsenenalter stellt die Mangelernährung über einen kurzen Zeitraum keine größere Gefahr dar, im Säuglings- und Kleinkindesalter ist auf Gewichtsverlust frühzeitig zu reagieren.

Gerade in der körperlichen, geistigen und psychischen Entwicklung können aufgrund von Mangelernährung gravierende, sogar irreversible Störungen/Schäden auftreten.

Schwerpunkte in der Kinder- und Jugendlichenpflege

- Ernährungszustand
- Ernährungsgewohnheiten
- Erschwerte Aufklärung/situationsbedingt erschwerte Kooperation mit Patient/Bezugsperson
- Familiäres Umfeld
- Mangelndes/fehlendes Verständnis und Wissen
- Kreative Ablenkung/Motivation
- Angeborene Missbildung/Fehlfunktionen

Mangelernährung

Taxonomie 1 R: Austauschen (1.1.2.2/1975)
Taxonomie 2: Ernährung, Nahrungsaufnahme (00002/1975)
NANDA-Originalbezeichnung:„Imbalanced Nutrition: Less than Body Requirements"
[Thematische Gliederung: Ernährung]

1. Definition

Nahrungszufuhr, die den Stoffwechselbedarf nicht deckt.

2. Ätiologie*

- Unvermögen, Nahrung zu sich zu nehmen, zu verdauen oder Nährstoffe zu resorbieren aufgrund von biologischen, psychologischen oder ökonomischen Faktoren
- Angeborene Fehlbildungen
  - Kurzdarmsyndrom, Stoffwechselerkrankungen
  - Zahnregulierung
- Allergien
- Anorexia nervosa, Bulimia nervosa
- Entzugssymptomatik
- Soziale Armut
- Stress
- Erhöhter metabolischer Bedarf
  - Verbrennungen
  - Zystische Fibrose
  - Neuromuskuläre Erkrankungen
  - Maligne Erkrankungen
  - Komplexes Vitium
- Fehlende Information, falsche Vorstellungen
  - „Sehr ruhige Säuglinge", falsche Zubereitung/Auswahl von Fertignahrung
  - Fehlende Vorbildwirkung durch die Bezugsperson
  - Falsches Körperbild
- Medikamenteninteraktionen, Gebrauch von Abführmitteln, Diuretika
- Kulturelle oder religiöse Gewohnheiten

DD: z. B.
  - Saug- und Schluckstörung des Säuglings
  - Unwirksames Stillen
  - Flüssigkeitsdefizit
  - Körperbildstörung
  - Mundschleimhaut verändert

---

* Achtung: Inhalt abweichend vom Original → Originaltext siehe: Doenges M.E. et al., 2002, S. 510

3. Zeichen/Symptome*

3.1 Subjektiv

- Verbale Äußerung über
  - ungenügende Nahrungszufuhr, die nicht der empfohlenen täglichen Mindestmenge entspricht
  - Mangel an Nahrungsmitteln
  - Abneigung gegen das Essen; Mitteilung über verändertes Geschmacksempfinden; rasches Sättigungsgefühl
  - abdominelle Schmerzen im Zusammenhang mit oder ohne pathologische(n) Umstände(n); abdominale Krämpfe
  - fehlendes Interesse am Essen; Gefühl, keine Nahrung zu sich nehmen zu können
  - bekannte Verdauungsstörung
  - Abneigung gegen fetthaltige Pflegeprodukte (Anorexia nervosa)
  - ständige Halsschmerzen (Klagen)

3.2 Subjektiv/objektiv

- Aussetzen der Menstruation
- Körperliche Entwicklungsverzögerung

3.3 Objektiv

- Körpergewicht 20 % oder mehr unter dem Idealgewicht (in Bezug auf Größe und Körperbau)
- Abweichungen von Normperzentile
- Gewichtsverlust bei genügender Nahrungszufuhr
- Hinweise auf das Fehlen von Nahrungsmitteln (Erhältlichkeit)
- Schwäche der Kau- und Schluckmuskulatur, Saug-Schluck-Koordinationsstörung
- Empfindliche, entzündete Mundhöhle
- Zahnzerfall, geschwollene Speicheldrüsen (Bulimie)
- Schwacher Muskeltonus
- Ödeme
- Übermäßige Darmgeräusche; Durchfall und/oder Fettstühle
- Blasse Bindehaut und Schleimhäute, blasses Hautkolorit
- Missmutig, weinerlich
- Apathie, Schläfrigkeit
- Trockene Haut, verminderter Hautturgor
- Eingesunkene Fontanelle, halonierte Augen
- Ausgeprägter Haarausfall oder vermehrter Körperhaarwuchs (Lanugo)
- Verminderte subkutane Fett-/Muskelmasse

---

* Achtung: Inhalt abweichend vom Original → Originaltext siehe: Doenges M.E. et al., 2002, S. 511

4. Zielsetzung

- Der Patient/die Bezugsperson kennt verursachende Faktoren für Mangelernährung
- Der Patient/die Bezugsperson äußert Verständnis hinsichtlich ursächlicher oder beeinflussender Faktoren und den daraus resultierenden Maßnahmen zur Lösung seiner/ihrer individuellen Situation
- Der Patient/die Bezugsperson zeigt Veränderungen in Verhalten und Lebensweise, um das angemessene Gewicht wiederzuerlangen und/oder beizubehalten
- Der Patient weist eine zielgerichtete, steigende Gewichtszunahme auf
- Der Patient weist eine Normalisierung der Laborwerte und fehlende Zeichen von Unterernährung auf

5. Maßnahmen

5.1 Erkennen/Ermitteln/Beobachten ...

- individueller Bedürfnisse/Ressourcen
- des Wissensstandes des Patienten/der Bezugsperson hinsichtlich der Ernährung
- ursächlicher/beeinflussender Faktoren
- des richtigen Mischverhältnisses bei der Zubereitung der Säuglingsnahrung
- ob altersadäquate Ernährung verabreicht wird
- des Ernährungszustandes, Ernährungsgewohnheiten inkl. Vorlieben, Unverträglichkeiten/ Abneigungen, Appetit
- des Gewichtsverlaufes
- des Allgemeinbefindens, der Bewusstseinslage
- der gesteigerten Aktivität und des Bewegungsdranges
- eines erhöhten Risikos (z. B. Bauchchirurgie, hypermetabolische Zustände, eingeschränkte Nahrungszufuhr, vorangegangene Mangelernährung)
- Unfähigkeit, an Nahrung zu kommen (z. B. körperliche Immobilität)
- von Kau-, Schluckvermögen, Geschmackssinn, Sitz der Zahnspange, mechanische Blockaden
- der Eigenschaften des Stuhls (z. B. Farbe, Menge, Häufigkeit)
- sozialer Ressourcen und Unterstützungssysteme

5.2 Maßnahmen

5.2.1 Pflegerische Maßnahmen

- Einbeziehen des Patienten/der Bezugsperson
- Für entsprechende Anpassung der Ernährung sorgen (z. B. kleine Zwischenmahlzeiten)
- Feststellen, ob der Patient bei bestimmten Mahlzeiten mehr Kalorien bevorzugt/verträgt
- Verwendung von Mitteln zur Geschmacksverbesserung (z. B. Zitrone und Kräuter) bei eingeschränkter Salzzufuhr, um den Appetit und die Zufriedenheit mit dem Essen zu steigern
- Empfehlen der Verwendung von Zucker/Honig in Getränken bei guter Verträglichkeit von Kohlehydraten
- Den Patienten bitten, sich appetitanregende Nahrungsmittel auszuwählen

- Vermeiden von unverträglichen Nahrungsmitteln
- Verhindern/Verhüten von unangenehmen, ekelerregenden Gerüchen/Anblicken
- Für Mundpflege vor/nach den Mahlzeiten und bei Bedarf sorgen
- Speichelfluss fördern (z.B. Kaugummi)
- Einschränkung der Flüssigkeitszufuhr unmittelbar vor dem Essen
- Gewichtskontrolle
- Individuelle Strategien zur Nahrungsaufnahme entwickeln und Hilfsmittel bereitstellen
- Verabreichung von Sondennahrung
- Führen/Überwachen eines Ernährungsprotokolls

5.2.2 Maßnahmen lt. AVO

- Ernährungsberatung, Sondennahrung
- parenterale Ernährung
- Gewichtskontrollen
- Laboranalysen
- medikamentöse Therapie
- psychologische Unterstützung

5.3 Fördern des Wohlbefindens – Unterstützung/Beratung/Ausbildung

- Empathie
- Beachten individueller Bedürfnisse
- Beachten vorhandener Ressourcen
- Anleitung des Patienten/der Bezugsperson zur Führung eines Protokolls
- Information des Patienten/der Bezugsperson hinsichtlich der Maßnahmen, z.B. Diätempfehlungen, Gewichtskontrollen
- Bei einem regelmäßigen stressabbauenden Programm
- Anleiten des Patienten/der Bezugsperson, die Nahrung zu zerkleinern und/oder Sondenkost zu verabreichen
- Entwickeln individueller Strategien, wenn es sich um ein mechanisches Problem (z.B. verdrahteten Kiefer) oder eine Parese (z.B. nach einem Schlaganfall) handelt
- Empfehlen/Unterstützen eines Krankenhausaufenthaltes, um eine kontrollierende Umgebung zu gewährleisten
- Anbieten/Vermitteln professioneller Berufsgruppen zur Unterstützung (z.B. Kinderhauskrankenpflege, Sozialorganisationen, Zahnarzt, Logopäde)

5.4 Prävention/Prophylaxe

- Aufklärung/Information über Risikofaktoren
- Aufklärung/Information über wirksame Methoden zur Risikovermeidung und deren Anwendung
- Aufklärung/Information über die Wichtigkeit des frühzeitigen Erkennens einer Mangelernährung

- Betonen der Wichtigkeit einer ausgewogenen Ernährung, Vermitteln von Informationen über individuelle Ernährungsbedürfnisse und Möglichkeiten, diese zu erfüllen

6. Ressourcen

6.1 Der Patient ...

- lässt sich ablenken/motivieren
- teilt sich verbal/nonverbal mit
- erkennt wirksame Methoden zur Erleichterung der bestehenden Beschwerden und wendet diese an
- akzeptiert die Maßnahmen inkl. der dafür notwendigen Vorgaben zur Durchführung
- äußert Verständnis
- zeigt Kooperationsbereitschaft
- hält Vereinbarungen ein
- hat Appetit, isst gerne
- holt sich die notwendige Unterstützung
- führt Maßnahmen unter Anleitung durch
- führt Maßnahmen selbst durch
- hält Sicherheitsmaßnahmen ein
- erkennt und meldet Veränderungen
- erkennt die Grenzen der eigenen Belastbarkeit
- verfügt über ein unterstützendes soziales Umfeld

6.2 Die Bezugsperson ...

- motiviert den Patienten und lenkt ihn bei Bedarf ab
- erkennt und meldet Veränderungen
- erkennt/akzeptiert individuell wirksame Maßnahmen zur Erleichterung der Beschwerden und unterstützt die Anwendung
- akzeptiert die Maßnahmen inkl. der dafür notwendigen Vorgaben zur Durchführung
- äußert Verständnis
- zeigt Kooperationsbereitschaft
- hat Vorbildwirkung
- hält Vereinbarungen ein
- holt sich die notwendige Unterstützung
- führt Maßnahmen unter Anleitung durch
- führt Maßnahmen selbst durch
- achtet auf die vorgeschriebene Ernährungstherapie
- bringt erlaubtes Lieblingsessen/Getränk mit
- hält Sicherheitsmaßnahmen ein
- erkennt die Grenzen der eigenen Belastbarkeit
- schafft bzw. verfügt über ein unterstützendes soziales Umfeld

Literatur: NANDA International (2005) NANDA-Pflegediagnosen – Definition und Klassifikation 2005 – 2006. Huber, Bern.
Doenges ME, Moorhouse MF, Geissler-Murr AC (2002) Pflegediagnosen und Maßnahmen. Verlag Hans Huber, Bern, 3. Auflage.

Überernährung/ Gefahr der Überernährung

Johanna Göb, Angelika Krutil, Manuela Smetana

Einführung

Aufgrund der stark steigenden Adipositas im Kindesalter ist es eine wichtige Aufgabe im Kinderpflegebereich frühzeitig die Gefahr der Überernährung zu erkennen. Neben den individuellen Ernährungsgewohnheiten spielt die mangelnde Bewegung der Kinder bei der Entstehung von Übergewicht eine große Rolle. Computer und Fernsehen nehmen einen immer größeren Teil der Freizeit ein.

Hochgradiges Übergewicht im Kindesalter führt u.a. zu Atemwegserkrankungen, erhöhter Herzfrequenz und erhöhtem Blutdruck, Störungen des Bewegungsapparates, Gallensteinen sowie psychosozialen Störungen[1].

Da ca. 80% aller überernährten Kinder später übergewichtige Erwachsene werden[2] und sich daraus vielfältige negative gesundheitliche Probleme ergeben, kann der Prävention bzw. der Behandlung von Übergewicht nicht genug Platz eingeräumt werden.

Schwerpunkte in der Kinder- und Jugendlichenpflege

- Berücksichtigung des Entwicklungsstandes des Patienten
- Berücksichtigung kultureller Werte und Normen
- Erschwerte Aufklärung und Anleitung
- Situationsbedingt erschwerte Kooperation mit Patient/Bezugsperson
- Kreative Ablenkung/Motivation
- Integration in das soziale Umfeld
- Unkenntnis der Gefahr bezüglich Spätschäden
- Interaktionsstörungen
- Empathie

---

[1] Vgl. Biesalsky H.K. et al. (Hrsg.), 1999, S. 240–245

[2] Vgl. Schoberberger R. et al., 2000

Überernährung

Taxonomie 1 R: Austauschen (1.1.2.1/1987)
Taxonomie 2: Ernährung, Nahrungsaufnahme (00001/1987)
NANDA-Originalbezeichnung: „Imbalanced Nutrition: More than Body Requirements"
[Thematische Gliederung: Ernährung]

1. Definition

Eine Nahrungsaufnahme, die den Körperbedarf übersteigt.

2. Ätiologie*

- Übermäßige Nahrungszufuhr im Vergleich zum Körperbedarf
- Zu wenig Bewegung
- Fehlernährung (Fastfood)
- Angst, zu wenig Essen zu erhalten
- Sozial bedingtes Ernährungsverhalten
- Genetische Prädisposition
- Gestörtes Essverhalten (z. B. Nahrungsaufnahme ohne Hungergefühl, Frustessen)
- Psychische Faktoren (Essen als Ersatzhandlung)
- Hormonelle Störungen
- Medikamente
- Interaktionsstörung (z. B. Essen statt Beschäftigung, Bezugsperson schafft Abhängigkeit)
- Inadäquate Essgewohnheiten (Süßigkeiten als Trost)
- Fehlinterpretation – weinender Säugling = Hunger
- Jo-Jo-Effekt nach Diäten

DD: z. B.
- Gefahr der Überernährung
- Unwirksames Coping

3. Zeichen/Symptome*

- Verbale Äußerung über
  - gestörtes Essverhalten
  - äußere auslösende Momente (Tageszeit)
  - innere auslösende Momente (Angst)
  - gleichzeitiges Essen während anderer Aktivitäten

---

* Achtung: Inhalt abweichend vom Original → Originaltext siehe: Doenges M.E. et al., 2002, S. 775 f

- sitzende Lebensweise
- Sorge, zu wenig Essen zu erhalten

3.2 Subjektiv/objektiv

- Aufmerksamkeit suchen
- Geringes Selbstwertgefühl
- Angstzustände
- Konzentrierte Nahrungsaufnahme am Abend
- Erschöpfung
- Bewegungsmangel

3.3 Objektiv

- Erhöhtes Körpergewicht
- BMI (Body-Mass-Index) über dem Normbereich
- Abweichungen von Normperzentilen
- Gestörtes Essverhalten
- Kurzatmigkeit bei geringer Belastung
- Bewegungseinschränkung

4. Zielsetzung

- Der Patient/die Bezugsperson kennt verursachende Faktoren, die zu übermäßigem Nahrungskonsum führen können
- Der Patient/die Bezugsperson spricht über realistische Wahrnehmung in Bezug auf das Körpergewicht
- Der Patient zeigt, dass er sich selbst annimmt
- Der Patient ist im Selbstwertgefühl gestärkt
- Der Patient äußert verbal sein Wohlbefinden (körperliches, psychisches, soziales)
- Der Patient/die Bezugsperson ist entspannt
- Der Patient/die Bezugsperson zeigt positive Veränderungen der Essgewohnheiten/ Nahrungsmenge/-qualität
- Der Patient/die Bezugsperson hält das individuelle Ernährungsprogramm langfristig ein
- Der Patient/die Bezugsperson hält sich an den empfohlenen Therapieplan
- Der Patient/die Bezugsperson zeigt positive Veränderungen im Verhalten und in der Lebensweise
- Der Patient/die Bezugsperson berichtet über Verminderung der Symptome bzw. Beschwerden
- Der Patient erreicht das erwünschte Körpergewicht
- Der Patient nimmt freiwillig am Therapieprogramm teil
- Die Bezugsperson schafft ein unterstützendes Umfeld

5. Maßnahmen

5.1 Erkennen/Ermitteln/Beobachten ...

- individueller Bedürfnisse/Ressourcen
- des Ernährungszustandes
- des Wissensstandes des Patienten/der Bezugsperson hinsichtlich gesunder Ernährung
- der Auslöser/des Zeitpunktes der Essgewohnheiten
- des Allgemeinbefindens (z.B. Stress, Angstzustände, Unruhe)
- des Gefühls vor und nach dem Essen
- kultureller Gewohnheiten
- der Wichtigkeit des Essens für den Patienten
- der Bewegungsgewohnheiten
- demotivierender Aussagen von Bezugspersonen
- der Übereinstimmung des eigenen Körperbildes mit der Realität
- der Motivation des Patienten/der Bezugsperson bezüglich Notwendigkeit zur Gewichtsreduktion/Lebensstiländerung

5.2 Maßnahmen

5.2.1 Pflegerische Maßnahmen

- Unterstützung und Motivation bei der Einhaltung des Ernährungsplanes
- Gewichtskontrollen
- Motivation zur Bewegung im Tagesablauf
- Anbieten von Beschäftigungsprogrammen
- Fördern des Selbstwertgefühls
- Steigerung des Körpergefühls und Wohlbefindens (z.B. entspannende Bäder, spezielle Öle, Bürstenmassagen)
- Hautpflege (Intertrigo)
- Förderung der sozialen Integration
- Positive Aufarbeitung bei Rückschlägen
- Positives Feedback
- Mithilfe bei ärztlichen Untersuchungen
- Vorbereitung/Verabreichung der Medikamente
- Für ausreichende Flüssigkeitszufuhr sorgen
- Praktische Umsetzung des Therapieplanes (z.B. gemeinsames Einkaufen, Kochen, Esskultur)
- Integration der Bezugspersonen in den Behandlungsplan
- Führen eines Ernährungsprotokolls

5.2.2 Maßnahmen lt. AVO

- Festsetzen einer realistischen Gewichtsreduktion
- Bewegungsprogramm
- Ernährungsberatung, Diätplanerstellung
- Medikamentöse Therapie

- Psychologische Betreuung
- Heilpädagogische Betreuung

5.3 Fördern des Wohlbefindens – Unterstützung/Beratung/Ausbildung

- Empathie
- Beachten der individuellen Bedürfnisse
- Beachten vorhandener Ressourcen
- Information von Patient/Bezugsperson über Bewegungsmöglichkeiten
- Entspannungstechniken (z. B. Yoga, Autogenes Training)
- Integration des Ernährungsprogrammes ins tägliche Leben
- Veränderung der Verhaltens- und Ernährungsgewohnheiten der ganzen Familie
- Anbieten/Vermitteln von Selbsthilfegruppen zur Unterstützung
- Informationsmöglichkeiten anbieten (Veranstaltungen, Internet, Initiativen)
- Kontakte mit Schule, Elternverein usw. herstellen
- Empfehlung eines Kochkurses für den Patienten/die Bezugsperson
- Aufklärung der Bezugsperson ohne Schuldzuweisung
- Altersentsprechende Aufklärung der Kinder und Jugendlichen

5.4 Prävention/Prophylaxe

- Aufklärung/Information über wirksame Maßnahmen zur Risikovermeidung und deren Anwendung
- Aufklärung/Information über Risikofaktoren
- Sensibilisierung hinsichtlich „kritischer" Situationen (Rückschläge)
- Rückschläge akzeptieren – nicht in alte Verhaltensmuster zurückfallen
- Motivation zur Bewegung
- Aufklärung bezüglich Hautpflege
- Präventive Maßnahmen (z. B. in Kindergärten und Schulen)

6. Ressourcen
6.1 Der Patient ...

- möchte Gewicht reduzieren
- lässt sich motivieren
- äußert sich über sein Befinden verbal/nonverbal
- akzeptiert Maßnahmen
- äußert Verständnis
- zeigt Kooperationsbereitschaft
- hält Vereinbarungen ein
- holt sich notwendige Unterstützung
- führt Maßnahmen unter Anleitung durch
- führt Maßnahmen vollständig selbst durch

- kann kochen
- erkennt und meldet Veränderungen
- kontrolliert das Körpergewicht
- führt Ernährungs- und Bewegungsprotokoll
- fühlt sich wohl
- kann Nahrung richtig zubereiten
- verfügt über ein unterstützendes soziales Umfeld

6.2 Die Bezugsperson ...

- motiviert den Patienten
- erkennt und meldet Veränderungen
- akzeptiert Maßnahmen
- weiß über ausgewogene Ernährung Bescheid
- äußert Verständnis für die Situation des Patienten
- zeigt Kooperationsbereitschaft
- hält Vereinbarungen ein
- holt sich die notwendigen Informationen
- erkennt die Grenzen der eigenen Belastbarkeit
- kann kochen
- kann Nahrung richtig zubereiten
- kontrolliert das Körpergewicht des Patienten
- schafft ein unterstützendes soziales Umfeld
- stellt Kontakt zu Selbsthilfegruppen her

Literatur: NANDA International (2005) NANDA-Pflegediagnosen – Definition und Klassifikation 2005 – 2006. Huber, Bern.
Doenges ME, Moorhouse MF, Geissler-Murr AC (2002) Pflegediagnosen und Maßnahmen. Verlag Hans Huber, Bern, 3. Auflage.

Gefahr der Überernährung

Taxonomie 1 R: Austauschen (1.1.2.3/1980)
Taxonomie 2: Ernährung, Nahrungsaufnahme (00003/1980)
NANDA-Originalbezeichnung:„Imbalanced Nutrition: Potential for More Than Body Requirements"
[Thematische Gliederung: Ernährung]

1. Definition

Das Risiko einer Nahrungsaufnahme, die den Körperbedarf übersteigt.

2. Risikofaktoren*

- Beschriebenes/beobachtetes Übergewicht bei einem oder beiden Elternteilen (Partner, erbliche Prädisposition)
- Rasches Überschreiten der normalen Gewichtswerte
- Überangebot und nicht altersentsprechende Ernährung
- Gestörtes Essverhalten: Essen und gleichzeitiges Ausüben einer anderen Tätigkeit
- Essen als Reaktion auf äußere auslösende Reize (z. B. Tageszeit, soziale Situation)
- Konzentration der Nahrungsaufnahme hauptsächlich am Ende des Tages
- Essen als Reaktion auf innere auslösende Reize außer Hunger (z. B. Angst)
- Binge-Eating-Störung (psychogene Form der Adipositas – Essanfälle)
- Häufiges/wiederholtes Anwenden von Schlankheitskuren/Diäten
- Soziale/kulturelle Isolation, fehlender Ausgleich
- Veränderung der gewohnten Aktivitätsmuster/sitzende Lebensweise
- Veränderung der gewohnten Bewältigungsformen
- Hauptanteil der konsumierten Lebensmittel ist konzentriert, hochkalorisch, fettreich
- Gezuckerte Tees oder Säfte im Säuglingsalter
- Unwissenheit über Folgewirkungen industrieller Säuglingsnahrung auf spätere Adipositasproblematik
- Falsche Zubereitung der Nahrung – Säugling (z. B. Verständnisschwierigkeiten – Sprache, Intellekt)
- Naschereien als Zwischenmahlzeiten
- Wesentliche/plötzliche finanzielle Einbußen, niedriger sozioökonomischer Status

DD: z. B.
- Chronisch geringes Selbstwertgefühl
- Obstipation
- Beeinträchtigte körperliche Mobilität
- Wissensdefizit

---

* Achtung: Inhalt abweichend vom Original → Originaltext siehe: Doenges M.E. et al., 2002, S. 781 f

3. Zielsetzung

- Der Patient/die Bezugsperson äußert, den Energiebedarf des Körpers zu verstehen
- Der Patient/die Bezugsperson erkennt, welche kulturellen und lebensstilbezogenen Faktoren für Adipositas empfänglich machen
- Der Patient zeigt Verhaltenweisen oder Änderungen des Lebensstils zur Minderung der Risikofaktoren
- Der Patient anerkennt die Verantwortung für das eigene Handeln und versteht, weshalb er in stressbeladenen Situationen „agieren statt reagieren" soll
- Der Patient hält das Gewicht auf einem zufriedenstellenden Niveau bezüglich Größe, Körperbau, Alter und Geschlecht

4. Maßnahmen

4.1 Erkennen/Ermitteln/Beobachten ...

- des Wissenstandes des Patienten/der Bezugsperson hinsichtlich verursachender Faktoren
- von Risikofaktoren für eine Gewichtszunahme
  - Beachten des Vorliegens von Faktoren, die unter Risikofaktoren aufgelistet sind (Es besteht ein signifikanter Zusammenhang zwischen dem Übergewicht von Eltern und Kindern. Wenn ein Elternteil übergewichtig ist, besteht eine 40%ige Wahrscheinlichkeit, dass die Kinder übergewichtig sind; wenn beide Elternteile übergewichtig sind, eine Wahrscheinlichkeit von bis zu 80%.)
  - Bestimmen des Alters und des Maßes an alltäglicher körperlicher Bewegung
  - Bestimmen der Größenzunahme gemäß den altersentsprechenden statistischen Daten bei Säuglingen/Kindern
- des Gewichtsverlaufs, der Lebensumstände, der kulturellen Faktoren, die für eine Gewichtszunahme empfänglich machen können. Achten auf Schichtzugehörigkeit, Haushaltsbudget für den Lebensmitteleinkauf, die Nähe von Einkaufsmöglichkeiten und auf den vorhandenen Lagerraum für Esswaren.
- des Zusammenhangs zwischen Essverhalten und Risikofaktoren
- des Verlaufs von Hunger und Sättigung beim Patienten
  - Der Verlauf unterscheidet sich bei denjenigen Personen, die für eine Gewichtszunahme prädisponiert sind
  - Das Auslassen von Mahlzeiten senkt den Grundumsatz
- früherer Gewichtsreduktionsversuche/Diätformen. Feststellen, ob der Jo-Jo-Effekt oder eine Bulimie eine Rolle spielen
- der Persönlichkeitsmerkmale, die auf eine Neigung zu Übergewicht hindeuten können, z.B. rigide Denkweise, externe Kontrollorientierung (locus of control), negative Körperwahrnehmung/negatives Selbstkonzept, negative Selbstbeeinflussung und -gespräche und Unzufriedenheit mit dem Leben, welche psychologische Bedeutung das Essen für den Patienten hat
- hören auf Sorgen des Patienten
- der Motivation, eine Gewichtszunahme zu vermeiden

4.2 Maßnahmen

4.2.1 Pflegerische Maßnahmen

- Einbeziehen des Patienten/der Bezugsperson
- Unterstützen des Patienten beim Planen eines Präventionsprogramms zur Vermeidung einer Gewichtszunahme
- Vermitteln von Informationen über den Ausgleich von Kalorienzufuhr und Energieverbrauch
- Dem Patienten helfen, ein neues Essverhalten/neue Essgewohnheiten zu entwickeln (z. B. langsam essen, nur bei Hungergefühl essen, mit dem Essen aufhören, wenn der Hunger gestillt ist, keine Mahlzeiten auslassen)
- Zusammen mit dem Patienten ein Programm für Bewegung und Entspannung (ein-) planen. Den Patienten ermutigen, dieses Programm in seine gewohnte Lebensweise zu integrieren
- Unterstützen des Patienten beim Entwickeln von Strategien zur Verminderung von stress-beladenem Denken/Handeln

4.3 Fördern des Wohlbefindens – Unterstützung/Beratung/Ausbildung

- Überprüfen der individuellen Risikofaktoren und Vermitteln von Informationen, die den Patienten in seiner Motivation und Entscheidungsfindung unterstützen
- Hinzuziehen der Ernährungsberatung für spezielle Diät-/Ernährungsfragen
- Weitergeben von Informationen über die Säuglingsernährung an unerfahrene Mütter
- Den Patienten zur Entscheidung ermutigen, ein aktives Leben zu führen (Sport, wandern) und kontrolliert zu essen und Diät zu halten
- Den Patienten unterstützen, zu lernen, den eigenen Körper wahrzunehmen und zu erkennen, welche Gefühle Hunger auslösen können (z. B. Ärger, Angst, Langeweile)
- Entwickeln eines Systems zur Selbstüberwachung. Dies kann dem Patienten ein Gefühl der Selbstkontrolle vermitteln und ihm bei Entscheidungen helfen
- Bei Bedarf an Selbsthilfegruppen und andere soziale Institutionen/Angebote verweisen, welche die angestrebte Verhaltensänderung unterstützen können

4.4 Prävention/Prophylaxe

- Aufklärung/Information über Risikofaktoren
- Benennen der individuellen Risikofaktoren
- Bestimmen des individuellen Energiebedarfs
- Benennen der für sie wirksamen Maßnahmen zur Aufrechterhaltung des Idealgewichtes
- Präventive Maßnahmen – Anleitung/Unterstützung/Überwachung und Evaluierung

5. Ressourcen

5.1 Der Patient ...

- erkennt individuelle Risikofaktoren
- erkennt individuell wirksame Maßnahmen zur Aufrechterhaltung des Idealgewichtes
- lässt sich ablenken, lässt sich motivieren
- äußert Verständnis
- zeigt Kooperationsbereitschaft
- hält Vereinbarungen ein
- holt sich die notwendige Unterstützung
- führt Maßnahmen unter Anleitung durch
- führt Maßnahmen vollständig selbst durch
  z. B.
  - Protokollführung über Nahrungsaufnahme
  - Gewichtskontrollen
- erkennt und meldet Veränderungen
- erkennt die Grenzen der eigenen Belastbarkeit
- verfügt über ein unterstützendes soziales Umfeld

5.2 Die Bezugsperson ...

- erkennt individuelle Risikofaktoren
- erkennt/akzeptiert individuell wirksame Maßnahmen zur Aufrechterhaltung
  des Idealgewichtes
- motiviert den Patienten und lenkt ihn bei Bedarf ab (z. B. Sportprogramm mitmachen)
- zeigt Verständnis
- zeigt Kooperationsbereitschaft
- hält Vereinbarungen ein
- holt sich die notwendige Unterstützung
- führt Maßnahmen unter Anleitung durch
- führt Maßnahmen vollständig selbst durch
- erkennt und meldet Veränderung
- erkennt die Grenzen der eigenen Belastbarkeit
- schafft bzw. verfügt über ein unterstützendes soziales Umfeld

Literatur: NANDA International (2005) NANDA-Pflegediagnosen – Definition und Klassifikation 2005 – 2006. Huber, Bern.
Doenges ME, Moorhouse MF, Geissler-Murr AC (2002) Pflegediagnosen und Maßnahmen. Verlag Hans Huber, Bern, 3. Auflage.

Flüssigkeitsüberschuss/-defizit

Michaela Gansch, Kristina-Birgit Grau, Elisabeth Horvath, Brigitte Krenn, Anneliese Kröpfl, Ursula Molidor, Burgi Osl, Gertrude Stoiber, Christa Tax

Einführung

Im täglichen Arbeitsleben kommt die Kinderkrankenpflegeperson häufig mit den Pflegediagnosen „Flüssigkeitsdefizit" und „Flüssigkeitsüberschuss" in Kontakt.

Kinder reagieren viel sensibler auf Flüssigkeitsverlust als Erwachsene. Der Körper eines Kleinkindes besteht z. B. zu 2/3 aus Wasser, der eines Erwachsenen zu etwas mehr als der Hälfte.

Bei einigen Kindern ist das Durstgefühl nicht so ausgeprägt oder sie vergessen zu trinken, weil sie konzentriert spielen. Manche Kinder sind kaum zum Trinken zu motivieren.
Die altersentsprechende fehlende Einsicht zeigt sich auch bei Kindern, die aufgrund einer Erkrankung (z. B. Herzfehler, Nierenerkrankung) nur eine bestimmte Menge an Flüssigkeit zu sich nehmen dürfen.
Bei der Überwachung des Flüssigkeitshaushaltes bei Kindern nimmt die kompetente Beobachtung und Interpretation von verbalen und/oder nonverbalen Zeichen eine zentrale Rolle ein.

Schwerpunkte in der Kinder- und Jugendlichenpflege

- Berücksichtigung des Alters und Entwicklungsstandes des Patienten
- Erschwerte Aufklärung
- Situationsbedingt erschwerte Kooperation mit Patient/Bezugsperson
- Symptome des Patienten und Äußerungen der Bezugsperson sind zu interpretieren
- Mangelndes oder fehlendes Verständnis und Wissen über diätetische Maßnahmen
- Kreative Ablenkung/Motivation
- Geringere Kompensationsbreite bei Flüssigkeitsverschiebungen – raschere Dekompensation
- Angeborene Missbildungen/Fehlfunktionen
- Interaktionsstörungen
- Intensive Hautpflege aufgrund der Hautbeschaffenheit
- Empathie

Flüssigkeitsüberschuss

Einführung siehe Seite 76

Taxonomie 1 R: Austauschen (1.4.1.2.1/1982; R 1996)
Taxonomie 2: Ernährung, Flüssigkeitshaushalt (00026/1982; R 1996)
NANDA-Originalbezeichnung: „Excess Fluid Volume"
[Thematische Gliederung: Ernährung]

1. Definition

Eine erhöhte isotonische Flüssigkeitsretention.

2. Ätiologie*

- Gefährdeter Regulationsmechanismus (z. B. Frühgeborene, Unreife der
  Niere, Organschädigung/-versagen, Mangelernährung, Brandwunden)
- Angeborene Fehl-/Missbildung (z. B. Herz, Niere, Leber, Gallengangsatresie)
- Rhesusinkompatibilität
- Erhöhte Flüssigkeitszufuhr (z. B. Volumersatz bei Kreislaufinstabilität,
  Frühgeborenes, niedriger RR)
- Erhöhte Flüssigkeitseinnahme (z. B. Flüssigkeitseinschränkungen nicht beachten)
- Erhöhte Salzeinnahme (z. B. Diätvorschriften nicht beachten)
- Medikamentöse Therapien, hormonelle Umstellungen
- Grunderkrankung (z. B. Hypophysentumor)

DD: –

3. Zeichen/Symptome*

3.1 Subjektiv

- Verbale Äußerung über
  - Kurzatmigkeit
  - unterschiedliche Probleme bei der Atmung
  - höchste Atemnot
  - Angst
  - Müdigkeit

---

* Achtung: Inhalt abweichend vom Original → Originaltext siehe: Doenges M.E. et al., 2002, S. 335 f

3.2 Subjektiv/objektiv

–

3.3 Objektiv

- Einfuhr größer als Ausfuhr
- Veränderung der Harnausscheidung (z. B. Farbe, Geruch)
- Veränderte Laborwerte (z. B. Hk, Elektrolyte)
- Erhöhte Eiweißausscheidung
- Straffe, glänzende Haut
- Ödeme
- Ergüsse/erhöhter Bauchumfang (Aszites)
- Rapide Gewichtszunahme
- Veränderung der Atmung (z. B. Frequenz, Tiefe, Rhythmus, Qualität, Geräusche)
- Erhöhter O_2-Bedarf
- Veränderter Beatmungsdruck (z. B. bei Frühgeborenen, kardiale Insuffizienz)
- Unruhe, Stimmungsschwankungen
- Änderung der Bewusstseinslage
- Gestaute Halsvenen
- Blutdruckveränderungen
- Kalte Peripherie
- Schweißige Hände
- Gesichtsröte/Blässe
- Änderung des
  - zentralvenösen Drucks
  - Pulmonalateriendrucks

4. Zielsetzung

- Der Patient/die Bezugsperson kennt verursachende Faktoren
- Der Patient/die Bezugsperson ist über Maßnahmen zur Reduzierung des Flüssigkeitsüberschusses informiert
- Der Patient/die Bezugsperson beteiligt sich im Rahmen seiner/ihrer Möglichkeiten an der Behandlung
- Der Patient/die Bezugsperson hält sich an die empfohlene Therapie z. B.
  - Flüssigkeits-/Essenseinschränkungen
- Der Patient/die Bezugsperson erkennt mögliche Komplikationen und ergreift entsprechende Maßnahmen
- Der Patient bleibt verletzungsfrei z. B.
  - bei Bewusstseinseinschränkungen
  - bei speziellen Lagerungen

- Der Patient zeigt ein stabilisiertes Flüssigkeitsvolumen
  z. B.
  - ausgeglichene Flüssigkeitsbilanz
  - stabiles Körpergewicht
  - Ödeme nehmen ab/keine Ödeme
  - Vitalzeichen innerhalb der Normwerte
- Der Patient bewahrt seinen intakten Hautzustand
- Der Patient atmet wirksam (ausreichend – Atmung kann noch behindert sein,
  entwickelt eigene Atemtechnik)
- Der Patient atmet physiologisch
- Der Patient äußert verbal eine Besserung in seinem Wohlbefinden
  (körperliches, psychisches und soziales)
- Der Patient berichtet über Beschwerdefreiheit
- Am Patienten sind Zeichen sichtbar, welche auf eine Linderung
  bzw. auf Beschwerdefreiheit hindeuten
  z. B.
  - Verhalten wie vor der Erkrankung
  - Interesse an der Umwelt
  - Lust am Essen/Trinken
- Der Patient/die Bezugsperson zeigt angepasste Bewältigungsformen
- Der Patient/die Bezugsperson kennt präventive Maßnahmen, um einem
  Flüssigkeitsüberschuss vorzubeugen, und wendet diese an

5. Maßnahmen

5.1 Erkennen/Ermitteln/Beobachten ...

- individueller Bedürfnisse/Ressourcen
- des Wissensstandes des Patienten/der Bezugsperson hinsichtlich
  der Erkrankung und Behandlung
- des Flüssigkeitshaushaltes
- der Salz- und Eiweißzufuhr
- des Ausmaßes/der Lage von Ödemen
- des Körpergewichtes/Bauchumfanges
- der Atmung
- der Vitalzeichen
- der Füllung der Halsvenen
- der Bewusstseinslage
- von Persönlichkeitsveränderungen
- des Allgemeinbefindens
- des Appetits
- der Übelkeit
- des Hautzustandes (Dekubitusgefahr!)
- der Körpertemperatur

- der Wirkung/Nebenwirkung von Medikamenten
  - Wirksamkeitskontrolle der medikamentösen Therapie
  - Diagnose medikamentöser Nebenwirkungen
- der Laborwerte

5.2 Maßnahmen
5.2.1 Pflegerische Maßnahmen

- Einbeziehen des Patienten/der Bezugsperson in die Pflege
- Vermeiden von häufigem Wechsel der betreuenden Pflegeperson
- Vorbereitung/Verabreichung der Medikamente
- Überwachung der Flüssigkeitszufuhr
  z. B.
  - Getränke aus dem Zimmer entfernen
- Semi-Fowler-Position zur Unterstützung der Atemhilfsmuskulatur
- Überwachung von Apparaten
- Mithilfe bei ärztlichen Untersuchungen und Therapien
  z. B.
  - Pleurapunktion
  - Dialyse
  - Dokumentation der durchgeführten Maßnahmen und des Verlaufs

5.2.2 Maßnahmen lt. AVO

- Flüssigkeitsbilanz
- Einschränkung der Salz- und Flüssigkeitszufuhr
- Laboranalysen
- Medikamentöse Therapie

5.3 Fördern des Wohlbefindens – Unterstützung/Beratung/Ausbildung

- Beachten der individuellen Bedürfnisse
- Beachten vorhandener Ressourcen
  z. B.
  - Lieblingsessen
- Information des Patienten/der Bezugsperson hinsichtlich der Maßnahmen
  z. B.
  - Diätvorschriften und Art des Salzersatzes (z. B. Zitronensaft oder Gewürze – Oregano)
  - Bedeutung der Flüssigkeitseinschränkung
  - versteckte Zufuhrmöglichkeiten (z. B. Nahrungsmittel mit hohem Wasseranteil)

- Therapeutische Anwendungen –
  Anleitung/Unterstützung/Überwachung und Evaluierung
  z. B.
  - Lagerung
  - Beobachtung hinsichtlich Zeichen/Symptome,
    welche die Benachrichtigung eines Arztes erfordern
- Anleitung des Patienten/der Bezugsperson in Führung eines Protokolls für zu Hause
  z. B.
  - Gewichtskontrollen
  - Diätvorschriften
  - Ausscheidung
  - Ödeme
  - Wohlbefinden
- Linderung der Beschwerden bei eingeschränkter Flüssigkeitszufuhr
  z. B.
  - häufige Mund-/Lippenpflege
  - Kaugummi/Lutschtabletten
- Für Ablenkung sorgen
- Für eine ruhige Umgebung sorgen
- Anbieten/Vermitteln professioneller Berufsgruppen zur Unterstützung
  z. B.
  - Diätassistent
- Entlastung der Bezugsperson

5.4 Prävention/Prophylaxe

- Aufklärung/Information über Risikofaktoren
- Aufklärung/Information über wirksame Methoden
  zur Risikovermeidung und deren Anwendung
- Einhalten von Sicherheitsvorkehrungen
  z. B.
  - Hautpflege
  - bei speziellen Lagerungen (z. B. Hochlagerung ödematöser Extremitäten)
  - häufiger Lagerungswechsel
  - bei Bewusstseinsveränderung

6. Ressourcen

6.1 Der Patient ...

- lässt sich ablenken/lässt sich motivieren
- teilt sich verbal/nonverbal mit
- erkennt wirksame Methoden zur Erleichterung der bestehenden Beschwerden
  und wendet diese an

- akzeptiert die Maßnahmen inkl. der dafür notwendigen Vorgaben zur Durchführung
- äußert Verständnis
- zeigt Kooperationsbereitschaft
- hält Vereinbarungen ein
- holt sich die notwendige Unterstützung
- führt Maßnahmen unter Anleitung durch
- führt Maßnahmen vollständig selbst durch
  z. B.
  - Körper-, Haut-, Mundpflege
  - Gewichtskontrolle
  - Protokollierung der Flüssigkeitsaufnahme/Ausscheidungen
  - Kontrolle der Ausscheidungen
  - Gewichtskontrolle
- achtet auf die vorgeschriebene Diät/Flüssigkeitszufuhr
- kann Diät zubereiten
- hält Sicherheitsmaßnahmen ein
- erkennt und meldet Veränderungen
- erkennt die Grenzen der eigenen Belastbarkeit
- verfügt über ein unterstützendes soziales Umfeld

6.2 Die Bezugsperson ...

- motiviert den Patienten und lenkt ihn bei Bedarf ab
- erkennt und meldet Veränderungen
- erkennt/akzeptiert individuell wirksame Maßnahmen zur Erleichterung der Beschwerden und unterstützt die Anwendung
- akzeptiert die Maßnahmen inkl. der dafür notwendigen Vorgaben zur Durchführung
- äußert Verständnis
- zeigt Kooperationsbereitschaft
- hält Vereinbarungen ein
- holt sich die notwendige Unterstützung
- führt Maßnahmen unter Anleitung durch
- führt Maßnahmen vollständig selbst durch (z. B. siehe Pkt. 6: Ressourcen, 6.1 Der Patient)
- achtet auf die vorgeschriebene Diät
- kann Diät zubereiten
- bringt erlaubtes Lieblingsessen/Getränk mit
- hält Sicherheitsmaßnahmen ein
- erkennt die Grenzen der eigenen Belastbarkeit
- schafft bzw. verfügt über ein unterstützendes soziales Umfeld

Literatur: NANDA International (2005) NANDA-Pflegediagnosen – Definition und Klassifikation 2005 – 2006. Huber, Bern.
Doenges ME, Moorhouse MF, Geissler-Murr AC (2002) Pflegediagnosen und Maßnahmen. Verlag Hans Huber, Bern, 3. Auflage.

Flüssigkeitsdefizit

Einführung siehe Seite 76

Taxonomie 1 R: Austauschen (1.4.1.2.2.1/1978; R 1996)
Taxonomie 2: Ernährung, Flüssigkeitshaushalt (00027/1978; R 1996)
NANDA-Orignialbezeichnung: „Fluid Volume deficient"
[Thematische Gliederung: Ernährung]

1. Definition

Ein Zustand, bei dem ein Individuum einen Verlust intravasaler, intrazellulärer oder interstiti-
eller Flüssigkeit erfährt. Dieser Zustand bezieht sich auf Dehydratation, Wasserverlust ohne
Veränderung des Natriumspiegels. Beachte: Diese Diagnose wurde formuliert, um Zustände
einer isotonen Dehydratation (Hypovolämie) zu beschreiben, die nicht mit einem Natriumverlust einhergehen. Bei Patienten, die an einer Dehydratation mit Natriumverlust leiden, vgl. PD:
Flüssigkeitsdefizit [hyper-/hypotonisch].

2. Ätiologie*

- Erbrechen
- Vermehrte Stuhlentleerung
- Gastroösophagealer Reflux
- Rumination
- Atemwegserkrankungen
- Fieber
- Verbrennung
- Blutung
- Psychologische Faktoren (z. B. Stresssituationen – Streit der Eltern, Ablehnung,
  Krankenhausaufenthalt, Erbrechen im Rahmen der Bulimie)

DD: z. B.
  - Flüssigkeitsdefizit, Stoffwechselstörung
  - Diarrhö

3. Zeichen/Symptome*

3.1 Subjektiv

- verbale Äußerung über
  - Schwächegefühl
  - Müdigkeit
  - Durstgefühl

---

* Achtung: Inhalt abweichend vom Original → Originaltext siehe: Doenges M.E. et al., 2002, S. 319 f

3.2 Subjektiv/objektiv

–

3.3 Objektiv

- Harnausscheidung vermindert
- Erhöhte Harnkonzentration
- Ausfuhr größer als Einfuhr
- Gewichtsverlust
- Acetongeruch
- Trockene Haut/Schleimhaut
- Verminderter Hautturgor
- Eingesunkene Fontanelle (Säugling)
- Halonierte Augen
- Fehlender Lidschluss
- Veränderung der Atmung (erhöhte Frequenz, Tiefe, Rhythmus, Qualität, Geräusche)
- Veränderte Hautfarbe
- Erhöhte/erniedrigte Körpertemperatur
- Erhöhte/verminderte Pulsfrequenz (z. B. im Rahmen der Bulimie)
- Hypotonie
- Kalte Extremitäten
- Veränderter Bewusstseinszustand/Apathie
- Motorische Unruhe
- Weinerlich sein/jammern (Säugling)
- Obstipation
- Veränderte Laborwerte

4. Zielsetzung

- Der Patient/die Bezugsperson kennt verursachende Faktoren
- Der Patient/die Bezugsperson ist über Maßnahmen zum Flüssigkeitsausgleich informiert
- Der Patient/die Bezugsperson beteiligt sich im Rahmen seiner/ihrer Möglichkeit an der Behandlung
- Der Patient/die Bezugsperson hält sich an die empfohlene Therapie
- Der Patient/die Bezugsperson erkennt mögliche Komplikationen und ergreift entsprechende Maßnahmen
- Der Patient bleibt verletzungsfrei
- Der Patient äußert verbal eine Besserung in seinem Wohlbefinden (körperliches, psychisches, soziales)
- Der Patient berichtet über Beschwerdefreiheit
- Am Patienten sind Zeichen sichtbar, welche auf eine Linderung bzw. Beschwerdefreiheit hindeuten (z. B. Verhalten wie vor der Erkrankung, Interesse an der Umgebung)

- Der Patient zeigt ein stabilisiertes Flüssigkeitsvolumen
  z. B.
  - ausgeglichene Flüssigkeitsbilanz (p.o. und Dauerinfusion)
  - ausreichende Flüssigkeitsaufnahme p.o. (… ml/24 Stunden)
  - Behalten und Vertragen von Flüssigkeit und Nahrung
  - geschmeidige, feuchte, belagsfreie Mundschleimhaut
  - physiologischer Hautturgor
  - gut durchblutete, rosige, intakte Haut
  - physiologische Körpertemperatur (im Bereich von …)
  - Vitalzeichen innerhalb der Normwerte
- Stuhlkonsistenz und Stuhlentleerung entsprechen den Gewohnheiten des Patienten
- Der Patient hält das Aufnahmegewicht bzw. nimmt Gewicht zu
- Der Patient/die Bezugsperson kennt präventive Maßnahmen, um einem Flüssigkeitsdefizit vorzubeugen, und wendet diese an

5. Maßnahmen

5.1 Erkennen/Ermitteln/Beobachten …

- individueller Bedürfnisse/Ressourcen
- des Wissensstandes des Patienten/der Bezugsperson hinsichtlich der Erkrankung und Behandlung
- des Flüssigkeitshaushaltes
- der Infusionstherapie
- des Körpergewichtes
- des Hautturgors
- der Schleimhaut
- des Allgemeinbefindens
- der Vitalzeichen
- des Appetits
- der Übelkeit
- der Körpertemperatur
- von Aceton im Harn/Acetongeruch
- der Wirkung/Nebenwirkung von Medikamenten
  - Wirksamkeitskontrolle der medikamentösen Therapie
  - Diagnose medikamentöser Nebenwirkungen
- der Laborwerte

5.2 Maßnahmen

5.2.1 Pflegerische Maßnahmen

- Einbeziehen des Patienten/der Bezugsperson in die Pflege
  z. B.
  - Haut-, Mund-, Lippen-, Augenpflege
  - Gewichtskontrollen
  - Körpertemperaturmessung
- Vermeiden von häufigem Wechsel der betreuenden Pflegeperson
- Vorbereitung/Verabreichung der Medikamente
- Bereitstellen von Flüssigkeiten (Lieblingsgetränken)
- Flüssigkeit in kleinen Mengen mehrmals täglich anbieten
- Erhöhung der Luftfeuchtigkeit und Umgebungstemperatur
  z. B.
  - bei Verbrennungen
- Überwachung von Apparaten
- Mithilfe bei ärztlichen Untersuchungen und Therapien
- Dokumentation der durchgeführten Maßnahmen und des Verlaufs

5.2.2 Maßnahmen lt. AVO

- Flüssigkeitsbilanz
- Diät
- Laboranalysen
- Medikamentöse Therapie

5.3 Fördern des Wohlbefindens – Unterstützung/Beratung/Ausbildung

- Beachten der individuellen Bedürfnisse
- Beachten vorhandener Ressourcen
- Information des Patienten/der Bezugsperson hinsichtlich der Maßnahmen
- Hilfestellung bei körperlichen Aktivitäten
- Haut-, Mund-, Lippen-, Augenpflege
- Therapeutische Anwendungen – Anleitung/Unterstützung/Überwachung und Evaluierung
- Für Ablenkung sorgen
  z. B.
  - Kindergärtnerin
  - CliniClowns
  - gemeinsames Essen
  - „Spielessen"

- Anbieten/Vermitteln professioneller Berufsgruppen zur Unterstützung
  z. B.
  - Diätassistent
  - Psychologe
- Entlastung der Bezugsperson

5.4 Prävention/Prophylaxe

- Aufklärung/Information über Risikofaktoren
- Aufklärung/Information über wirksame Maßnahmen zur Risikovermeidung und deren Anwendung
  z. B.
  - Hautpflege
  - Augenpflege
  - Wickeln nach jeder Stuhlentleerung
  - Oberkörperhochlagerung/Rechtslagerung/Refluxlagerung
- Einhalten von Sicherheitsvorkehrungen
  z. B.
  - Schutzkissen
  - Seitengitter
  - bei Bedarf Fixation – mit Einverständnis des Patienten/der Bezugsperson
  - bei speziellen Lagerungen

6. Ressourcen

6.1 Der Patient …

- lässt sich ablenken/lässt sich motivieren
- teilt sich verbal/nonverbal mit
- akzeptiert die Maßnahmen inkl. der dafür notwendigen Vorgaben zur Durchführung
- äußert Verständnis
- zeigt Kooperationsbereitschaft
- hält Vereinbarungen ein
- holt sich die notwendige Unterstützung
- führt Maßnahmen unter Anleitung durch
- führt Maßnahmen vollständig selbst durch
  z. B.
  - Körper-, Haut-, Mundpflege
  - Körpertemperaturmessung
  - Gewichtskontrolle
  - Protokollführung über Flüssigkeitszufuhr/Ausscheidungen
- will trinken
- trinkt mit/ohne Aufforderung
- erkennt und meldet Veränderungen

Ernährung/Flüssigkeit

- hält Sicherheitsmaßnahmen ein
  z. B.
  - Händehygiene
- erkennt die Grenzen der eigenen Belastbarkeit
- verfügt über ein unterstützendes soziales Umfeld

6.2 Die Bezugsperson …

- motiviert den Patienten und lenkt ihn bei Bedarf ab
- erkennt und meldet Veränderungen
- akzeptiert die Maßnahmen inkl. der dafür notwendigen Vorgaben zur Durchführung
- äußert Verständnis
- zeigt Kooperationsbereitschaft
- hält Vereinbarungen ein
  z. B.
  - vorgeschriebene Flüssigkeitszufuhr
- holt sich die notwendige Unterstützung
- führt Maßnahmen unter Anleitung durch
- führt Maßnahmen vollständig selbst durch (z. B. siehe Pkt. 6: Ressourcen, 6.1 Der Patient)
- bietet Getränk an
- erkennt und meldet Veränderungen
- hält Sicherheitsmaßnahmen ein
  z. B.
  - Händehygiene
  - Bettgitter
- erkennt die Grenzen der eigenen Belastbarkeit
- schafft bzw. verfügt über ein unterstützendes soziales Umfeld

Literatur: NANDA International (2005) NANDA-Pflegediagnosen – Definition und Klassifikation 2005 – 2006. Huber, Bern. Doenges ME, Moorhouse MF, Geissler-Murr AC (2002) Pflegediagnosen und Maßnahmen. Verlag Hans Huber, Bern, 3. Auflage.

Gefahr eines Flüssigkeitsdefizits

Einführung siehe Seite 76

Taxonomie 2: Ernährung, Flüssigkeitshaushalt (00028/1978; R 1996)
NANDA-Originalbezeichnung: „Risk of Deficient Fluid Volume"
[Thematische Gliederung: Ernährung]

1. Definition

Der Zustand, bei dem ein Mensch der erhöhten Gefahr einer intravasalen, intrazellulären oder interstitiellen Dehydratation ausgesetzt ist.

2. Risikofaktoren*

- **Körperliche Veränderungen, welche die Einnahme von Flüssigkeiten erschweren**
  z. B.
  - behindernde Nasenatmung (bedingt durch Infektionen, anatomische Veränderungen, Lippen-Kiefer-Gaumen-Spalten, Choanalatresie/-stenosen)
  - Infektionen im Mund- und Rachenraum
  - pathologische Veränderungen im Schlucktrakt (Tumore)
  - postoperative Veränderungen (z. B. TE, Korrekturen von Missbildungen, OP bei Tumoren)
  - vermehrte Atemtätigkeit (CF, Lungen- und/oder Herzkrankheiten – chronisch, akut)
  - körperliche Immobilität
  - somnolente/sedierte/bewusstlose Patienten
  - Erschöpfungszustände
- **Psychische Veränderungen**
  z. B.
  - Mutter-Kind-Interaktionsstörung
  - Essstörungen (z. B. Anorexie, Bulimie, Verweigerung)
  - posttraumatische Faktoren
  - Stresssituationen (Kindergarten, Schule, KH-Aufnahme)
  - therapieabhängige Ängste (z. B. Dialysepatienten)
- **Unzureichende Flüssigkeitszufuhr**
  z. B.
  - beim Stillen, vgl. DD: PD Stillprobleme
- **Erhöhter Flüssigkeitsbedarf**
  z. B.
  - Fieber
  - geringe Luftfeuchtigkeit

---

* Achtung: Inhalt abweichend vom Original → Originaltext siehe: Doenges M.E. et al., 2002, S. 328 f

- Erhöhter Flüssigkeitsbedarf aufgrund von medizinisch therapeutischen Maßnahmen z. B.
  - HWI/Pyelonephritis
  - onkologische Patienten
  - Diuretika
- Übergangsphase von parenteraler Ernährung auf enteralen Nahrungsaufbau
- Flüssigkeitsverlust über physiologische Wege z. B.
  - Schwitzen
  - Durchfall
  - Erbrechen
- Flüssigkeitsverlust über künstliche Ableitungen z. B.
  - Sonde, Drainagen
  - extrakorporale Verfahren zur Flüssigkeitsentziehung
- Altersbedingte Faktoren (z. B. Unselbstständigkeit des Kindes)
- Selbstpflegedefizit (z. B. nicht altersentsprechende Entwicklung)
- Wissensdefizit hinsichtlich Flüssigkeitsbedarf

DD: z. B.
  - Unwirksames Stillen
  - Saug-/Schluckstörung des Säuglings

3. Zielsetzung

- Der Patient/die Bezugsperson kennt verursachende Faktoren
- Der Patient/die Bezugsperson erkennt individuelle Risikofaktoren
- Der Patient/die Bezugsperson kennt den individuellen Flüssigkeitsbedarf
- Der Patient/die Bezugsperson ist über präventive Maßnahmen zur Aufrechterhaltung eines ausgeglichenen Flüssigkeitshaushaltes informiert
- Die Selbstpflegefähigkeit hinsichtlich Essen
  - ist gewährleistet
  - ist unterstützt/gefördert
- Der Patient/die Bezugsperson erkennt Zeichen und Symptome, welche eine medizinische Therapie erforderlich machen
- Der Patient äußert verbal körperliches, psychisches, soziales Wohlbefinden
- Am Patienten sind Zeichen sichtbar, welche auf Beschwerdefreiheit hindeuten
- Der Patient/die Bezugsperson wendet präventive Maßnahmen zur Aufrechterhaltung eines ausgeglichenen Flüssigkeitshaushaltes an

4. Maßnahmen

4.1 Erkennen/Ermitteln/Beobachten ...

- des Wissensstandes des Patienten/der Bezugsperson hinsichtlich
  - verursachender Faktoren/individueller Risikofaktoren
  - Flüssigkeitsbedarf
  - Zeichen und Symptome, welche eine medizinische Therapie erforderlich machen
  - präventiver Maßnahmen
- des Allgemein- und Ernährungszustandes
- des Entwicklungsstandes (motorisch, neurologisch, psychisch)
- des sozialen Umfeldes
- der Selbstpflegefähigkeit
  - individuelle Bedürfnisse/Ressourcen
- des Flüssigkeitshaushaltes
- des Körpergewichtes
- des Hautturgors
- der Mundschleimhaut
- des Allgemeinbefindens
- der Vitalzeichen
- des Flüssigkeitsbedarfs
- des Appetits
- der Übelkeit
- der Körpertemperatur
- medikamentöser Nebenwirkungen
- der Laborwerte

4.2 Maßnahmen

4.2.1 Pflegerische Maßnahmen

- Information des Patienten/der Bezugsperson über die Bedeutung eines ausgeglichenen Flüssigkeitshaushaltes
- Einbeziehen des Patienten/der Bezugsperson in die Pflege
- Vermeiden von häufigem Wechsel der betreuenden Pflegeperson
- Verfügbarkeit von Flüssigkeiten sicherstellen
- Primäre Mundfunktion stimulieren nach dem Konzept der Basalen Stimulation®
- Mithilfe bei ärztlichen Untersuchungen
- Dokumentation der durchgeführten Maßnahmen und des Verlaufs

4.2.2 Maßnahmen lt. AVO

- Laboranalysen (z. B. Hb/Hk, Elektrolyte, Harnstoff, Kreatinin)

4.3 Fördern des Wohlbefindens – Unterstützung/Beratung/Ausbildung

- Beachten individueller Bedürfnisse/Ressourcen und Planen der entsprechenden Maßnahmen
  z. B.
  - Haltung/Lage bei Essensaufnahme
  - Form der Nahrungsaufnahme
  - Art der Flüssigkeit (Wunschgetränk) im Rahmen des Diätplanes
- Ermöglichen von
  z. B.
  - „Spielessen"
  - gemeinsamem Essen
  - Spielzeuggeschirr
- Festlegen der Essensdauer mit Patient/Bezugsperson
- Behandlungsvertrag mit Patient/Bezugsperson
- Anbieten/Vermitteln professioneller Berufsgruppen zur Unterstützung
  z. B.
  - Diätassistent
  - Psychologe
  - Ergotherapeut
- Für Ablenkung sorgen (z. B. Kindergärtner, CliniClowns)
- Entlastung der Bezugsperson

4.4 Prävention/Prophylaxe

- Aufklärung/Information über Risikofaktoren
- Benennen der individuellen Risikofaktoren
- Bestimmen des individuellen Flüssigkeitsbedarfs
- Benennen der für sie wirksamen Maßnahmen zur Aufrechterhaltung eines ausgeglichenen Flüssigkeitshaushaltes
- Präventive Maßnahmen – Anleitung/Unterstützung/Überwachung und Evaluierung

5. Ressourcen

5.1 Der Patient ...

- erkennt individuelle Risikofaktoren
- erkennt individuell wirksame Maßnahmen zur Aufrechterhaltung eines ausgeglichenen Flüssigkeitshaushaltes
- lässt sich ablenken/lässt sich motivieren
- äußert Verständnis
- zeigt Kooperationsbereitschaft
- hält Vereinbarungen ein

- holt sich die notwendige Unterstützung
- führt Maßnahmen unter Anleitung durch
- führt Maßnahmen vollständig selbst durch
  z.B.
  - Protokollführung über Flüssigkeitszufuhr/Ausscheidungen
  - Kontrolle der Ausscheidungen
  - Gewichtskontrollen
- will trinken
- trinkt mit/ohne Aufforderung
- erkennt und meldet Veränderungen
- erkennt die Grenzen der eigenen Belastbarkeit
- verfügt über ein unterstützendes soziales Umfeld

5.2 Die Bezugsperson ...

- erkennt individuelle Risikofaktoren
- erkennt/akzeptiert individuell wirksame Maßnahmen zur Aufrechterhaltung eines ausgeglichenen Flüssigkeitshaushaltes
- bringt erlaubtes Getränk mit
- motiviert den Patienten und lenkt ihn bei Bedarf ab
  z.B.
  - bietet Flüssigkeit an
- äußert Verständnis
- zeigt Kooperationsbereitschaft
- hält Vereinbarungen ein
- holt sich die notwendige Unterstützung
- führt Maßnahmen unter Anleitung durch
- führt Maßnahmen vollständig selbst durch
  (z.B. siehe Pkt. 5. Ressourcen, 5.1 Der Patient)
- erkennt und meldet Veränderungen
- erkennt die Grenzen der eigenen Belastbarkeit
- schafft bzw. verfügt über ein unterstützendes soziales Umfeld

Literatur: NANDA International (2005) NANDA-Pflegediagnosen – Definition und Klassifikation 2005–2006. Huber, Bern.
Doenges ME, Moorhouse MF, Geissler-Murr AC (2002) Pflegediagnosen und Maßnahmen. Verlag Hans Huber, Bern, 3. Auflage.

Beeinträchtigte Mundschleimhaut

Michaela Gansch, Brigitte Rauchöcker, Gertrude Stoiber, Margret Weissenbacher

Einführung

Haut und Schleimhäute sind ein Schutzmantel des Organismus. Eine besondere Bedeutung hat die Schleimhaut. Die Aufgaben der Schleimhaut sind vielfältig und können durch verschiedene Prozesse beeinträchtigt werden. Veränderungen der Mundschleimhaut, der Zunge und der Zähne können den Menschen beeinträchtigen und zu Einschränkungen in der Nahrungsaufnahme und der Kommunikation führen.

Viele Veränderungen der Mundschleimhaut sind sehr schmerzhaft. Die altersentsprechende fehlende Einsicht, trotzdem essen und trinken zu müssen, stellt ein Problem dar. Kinder reagieren sensibler auf Flüssigkeitsmangel als Erwachsene, daher ist es wichtig, auf ausreichende Flüssigkeits- und Nahrungsaufnahme zu achten.

Ein gezieltes Schmerzvermeidungskonzept macht Flüssigkeits- und Nahrungsaufnahme oft erst möglich.

Es gibt Bedingungen (z. B. während einer Chemotherapie), unter denen eine Veränderung der Mundschleimhaut kaum verhindert werden kann, die Beeinträchtigung und Komplikationen zur Folge haben.

Wesentliche Aufgabe der Pflege ist es, das Ausmaß der Beeinträchtigung frühzeitig zu erfassen und dem Kind eine individuell angepasste Maßnahmenauswahl anzubieten.

Zu beachten ist, dass der Mundbereich dem Intimbereich des Menschen zuzuordnen ist.

Ein weiterer Schwerpunkt in der Pflege ist, Risiken frühzeitig zu erfassen und durch präventive und gesundheitserzieherische Maßnahmen die Selbstpflegefähigkeiten des Kindes und Jugendlichen zu unterstützen, um so für eine intakte und widerstandsfähige Mundschleimhaut und gesunde Zähne zu sorgen.

Schwerpunkte in der Kinder- und Jugendlichenpflege

- Berücksichtigung des Alters und Entwicklungsstandes des Patienten
- Erschwerte Aufklärung
- Situationsbedingt erschwerte Kooperation mit Patient/Bezugsperson

- Symptome des Patienten und Äußerungen der Bezugsperson sind von der Pflegeperson zu interpretieren
- Entwicklungsbedingte Neugierde in Unkenntnis der Gefahren
- Alters- und entwicklungsbedingtes Selbstpflegedefizit hinsichtlich Mundpflege
- Erhöhtes Risiko von Soorinfektionen bei Frühgeborenen und kranken Neugeborenen
- Kreative Ablenkung/Motivation
- Kontinuität im Handling
- Empathie

Beeinträchtigte Mundschleimhaut

Taxonomie 1 R: Austauschen (1.6.2.1.1/1982; R 1998)
Taxonomie 2: Sicherheit/Schutz, Körperverletzung (00045/1982; R 1998)
NANDA-Originalbezeichnung: „Impaired Oral Mucuos Membrane"
[Thematische Gliederung: Ernährung]

1. Definition

Ein Zustand, bei dem die Gewebeschichten in der Mundhöhle verändert sind.

2. Ätiologie*

- Fehlbildungen
  - Lippen-, Kiefer-, Gaumenspalte
- Erkrankungen der Mundhöhle
  - Infektionen/Entzündungen (z. B. Mundsoor, Herpes simplex)
  - Tumore
- Allergische Reaktionen (z. B. auf Erdbeeren, Nüsse)
- Mechanische Faktoren
  - Druck (z. B. schlecht sitzende Zahnspange, Magensonde, endotrachealer Tubus)
  - Diagnostische/therapeutische Eingriffe in der Mundhöhle (z. B. Zahnarzt, OP)
  - Verletzungen (z. B. Selbstverletzung durch Biss, harte/spitze Gegenstände/Spielzeug bei Kleinkindern!, Piercing)
- Chemische Faktoren
  - Kontakt mit Säuren/Laugen
  - Häufiges Erbrechen (z. B. beim Säugling gastroösophogealer Reflux)
  - Scharfe oder säurehältige Nahrungsmittel (z. B. Zuckerl, Zitronen, Pfeffer)
  - Giftige Substanzen
  - Alkohol (z. B. Kontakt mit hochprozentigem Alkohol)
  - Medikamente (z. B. Chemotherapie, Antibiotika, Cortison, kortekoidhaltige Sprays)
- Thermische Faktoren
  - Heiße/kalte Flüssigkeiten/Gegenstände/Dämpfe
  - Bestrahlungstherapie
- Psychogene Faktoren (z. B. Stress, Depression)
- Andere Erkrankungen
  - Cystische Fibrose
  - Bulimie
  - Diabetes mellitus
  - Thrompozytopenie
  - Beeinträchtigung der Immunabwehr (z. B. Frühgeborenes)
  - Immunsuppression (z. B. Leukämie)
  - Bestrahlungstherapie

---

* Achtung: Inhalt abweichend vom Original → Originaltext siehe: Doenges M.E. et al., 2002, S. 523 f

- Vitaminmangel (z. B. Vitamin B, C)
- Dehydratation
- Mangel-, Fehlernährung (z. B. zu viel Zucker)
- Eisenmangel
- Kariöse Zähne
- **Mangelnde Flüssigkeitszufuhr**
- **Verminderte/keine Speichelbildung**
  - bei reduzierter Kautätigkeit
  - Nahrungskarenz
- **Mundatmung**
  - Verstopfte Nase
  - Atemnot (z. B. vergrößerte Adenoide)
  - Nasale Sonden
  - Schwerkranke, sterbende Patienten
- **Unwirksame/fehlende Mundhygiene**
- **Entwicklungsbedingte Unfähigkeit des Kindes, die Mundhygiene durchzuführen**
- **Wissensdefizit**

DD: z. B.
- Selbstversorgungsdefizit
- Wissensdefizit
- Gefahr eines unausgeglichenen Flüssigkeitshaushaltes
- Flüssigkeitsdefizit
- Nahrungsaufnahme des Säuglings beeinträchtigt
- Beeinträchtigte Zahnbildung

3. Zeichen/Symptome*

3.1 Subjektiv

- Verbale Äußerung über
  - Trockenheitsgefühl
  - Durstgefühl
  - Schmerzen/eingeschränktes Wohlbefinden (z. B. brennendes Gefühl)
  - unangenehmen Geschmack im Mund
  - nachlassende/fehlende Geschmacksempfindungen
  - Schwierigkeiten beim Kauen oder Schlucken
  - Sensibilitätsstörung (Gefühllosigkeit, Spannungsgefühl)

3.2 Subjektiv/objektiv

- Kein oder verminderter Speichelfluss
- Belegte/trockene Schleimhaut
- Ödeme/Schwellungen

---

* Achtung: Inhalt abweichend vom Original → Originaltext siehe: Doenges M.E. et al., 2002, S. 524

- Berührungsempfindlichkeit
- Ess- und Schluckschwierigkeiten
- Mundgeruch

3.3 Objektiv

- Blässe/Rötung der Mundschleimhaut
- Beläge/Plaque
- Bläschen
- Aphten (runde, flache Erosionen)
- Rhagaden
- Soor (weißliche, stippchenförmige oder flächenförmige Beläge – schwer abwischbar)
- Ineinanderfließende Ulzerationen
- Blutende Ulzerationen
- Verletzung der Schleimhautoberfläche
- Ödeme
- Zahnfleischwucherungen, -bluten, -schwund
- Nahrungsverweigerung
- Jammern, „weinerlich sein", Unruhe (beim Säugling)
- Vermehrter/verminderter Speichelfluss
- Schwierigkeiten beim Sprechen

4. Zielsetzung

- Der Patient/die Bezugsperson kennt verursachende Faktoren
- Der Patient/die Bezugsperson ist über schmerzlindernde Maßnahmen informiert
- Der Patient/die Bezugsperson kennt präventive Maßnahmen, um die Mundschleimhaut intakt zu halten, und wendet diese an
- Der Patient/die Bezugsperson beteiligt sich im Rahmen seiner/ihrer Möglichkeiten an der Behandlung
- Der Patient/die Bezugsperson hält sich an die empfohlene Therapie
- Der Patient/die Bezugsperson erkennt Zeichen und Symptome, welche eine medizinische Therapie erforderlich machen, und ergreift entsprechende Maßnahmen
- Der Patient/die Bezugsperson verständigt die Pflegeperson, wenn sich die Symptome verändern
- Der Patient bleibt infektions-/verletzungsfrei
- Die Infektion breitet sich nicht weiter aus
- Der Patient äußert verbal eine Besserung in seinem Wohlbefinden (körperliches, psychisches, soziales)
- Der Patient berichtet über Verminderung der Symptome/Beschwerden bzw. über Beschwerdefreiheit
- Am Patient sind Zeichen sichtbar, welche auf eine Linderung bzw. auf Beschwerdefreiheit hindeuten (z. B. fehlende Rötung, gutes Essverhalten, Verhalten wie vor der Erkrankung – Säuglinge/Kleinkinder)

- Der Patient trinkt/isst in ausreichender Menge
- Der Patient/die Bezugsperson führt eine korrekte und sichere Mundhygiene durch
- Der Patient weist eine intakte Mundschleimhaut auf

5. Maßnahmen

5.1 Erkennen/Ermitteln/Beobachten ...

- individueller Bedürfnisse/Ressourcen
- des Wissensstandes des Patienten/der Bezugsperson hinsichtlich der Erkrankung und Behandlung
- der bisherigen Mundhygiene (z. B. Häufigkeit und Methode, Zahnbürste, Zahnseide, Munddusche)
- ursächlicher/beeinflussender Faktoren
- des Schleimhautstatus
    - Schleimhautfarbe, -beschaffenheit
    - Bestimmen der Tiefe der Verletzung/Schädigung
    - Mundgeruch
    - Zahnschäden
- der Mundhöhle auf Veränderungen/Heilungsverlauf
- der Nahrungs- und Flüssigkeitsaufnahme
- der Ernährungsgewohnheiten
- der Schmerzanamnese
- des Allgemeinbefindens
- der Wirkung/Nebenwirkung von Medikamenten
    - Wirksamkeitskontrolle der Schmerzmedikamente
    - Erkennen medikamentöser Nebenwirkungen
- des Alkohol- und Tabakgenusses (bei Jugendlichen)
- der Laborwerte

5.2 Maßnahmen

5.2.1 Pflegerische Maßnahmen

- Einbeziehen des Patienten/der Bezugsperson in die Pflege
- Vorbereitung/Verabreichung der Medikamente
- Regelmäßige Inspektion der Mundhöhle auf Veränderungen (wunde Stellen, Läsionen, Beläge und/oder Blutungen)
- Regelmäßige Reinigung und Lagekontrolle der Zahnspange
- Bereitstellen von Flüssigkeiten (Lieblingsgetränken)
- Den Patienten zum Trinken anhalten (Milchprodukte meiden – Nährboden für Bakterien)
- Anbieten von entsprechender Nahrung (keine scharfen, sauren, heißen oder harten Speisen – evtl. püriert)
- Stimulieren des Speichelflusses durch z. B. Kaugummi und/oder Zitronenzuckerl, künstlicher Speichel

- Zahnpflege mit weicher Zahnbürste
- Eincremen der Lippen
- Mund spülen, pinseln (keine alkoholhältigen Lösungen)
- Reinigung der Mundhöhle nach jeder Nahrungsaufnahme
- Ernährungsprotokoll führen
- Flüssigkeit/Nahrung in kleinen Mengen mehrmals täglich anbieten
- Mithilfe bei ärztlichen Untersuchungen und Therapien
- Dokumentation der durchgeführten Maßnahmen und des Verlaufs

5.2.2 Maßnahmen lt. AVO

- Medikamentöse Therapie
- Physikalische Schmerzlinderung
- Wundabstriche/Kulturen
- Flüssigkeitsbilanz
- Ernährungsberatung
- Laboranalysen
- Psychologische Begleitung

5.3 Fördern des Wohlbefindens – Unterstützung/Beratung/Ausbildung

- Empathie
- Information des Patienten/der Bezugsperson über die Bedeutung der Mundhygiene
- Beachten individueller Bedürfnisse
- Beachten vorhandener Ressourcen
- Information des Patienten/der Bezugsperson hinsichtlich der Maßnahmen
- Therapeutische Anwendungen – Anleitung/Unterstützung/Überwachung und Evaluierung hinsichtlich der Wirksamkeit (z. B. Pinselungen, Mundspülungen)
- Information/Anleitung über spezielle Mundpflegemaßnahmen (z. B. bei speziellen Erkrankungen, Verletzungen oder operativen Korrekturen)
- Information/Auswahl/Anleitung individuell angepasster Geräte/Hilfsmittel zur Mundpflege
- Information über Wirkung von bestimmten Nahrungsmitteln/Alkohol/Tabak hinsichtlich Schleimhautreizungen
- Anbieten/Vermitteln professioneller Berufsgruppen zur Unterstützung z. B.
  - Ernährungsberatung
  - professionelle Dentalhygiene
- Planen von entspannenden und ablenkenden Aktivitäten
- Entlastung der Bezugsperson

5.4 Prävention/Prophylaxe

- Aufklärung/Information über verursachende Faktoren
- Aufklärung/Information über Risikofaktoren
- Aufklärung/Information über die Wichtigkeit des frühzeitigen Erkennens von Schleimhautveränderungen und/oder Komplikationen
- Aufklärung/Information über wirksame Maßnahmen zur Risikovermeidung und deren Anwendung
  z. B.
  - Maßnahmen zur Stärkung der Immunabwehr (z. B. Zufuhr von Vitaminen)
  - Beachten der Beruhigungssaugerhygiene
  - Vermeiden von Dauernuckeln an der Flasche mit süßen Getränken
- Gewohnheiten der Mundhygiene überprüfen und entsprechend Information/Anleitung über gesundheitsprophylaktische Maßnahmen der Zahn- und Mundhygiene geben
- Einhalten von Hygienemaßnahmen (z. B. Einmalhandschuhe)
- Sensibilisierung hinsichtlich potenzieller Verletzungsgefahren
- Rechtzeitige Verabreichung von Analgetika

6. Ressourcen

6.1 Der Patient ...

- lässt sich ablenken/lässt sich motivieren
- äußert Schmerzen – verbal/nonverbal
- erkennt Warnsignale (z. B. Schmerzen, Bläschen im Bereich des Mundes) und kann diese beschreiben
- erkennt individuell wirksame Maßnahmen zur Schmerzlinderung (z. B. scharfe Nahrungsmittel meiden) und wendet diese an
- akzeptiert die Maßnahmen inkl. der dafür notwendigen Vorgaben zur Durchführung
- äußert Verständnis
- zeigt Kooperationsbereitschaft
- hält Vereinbarungen ein
- holt sich die notwendige Unterstützung
- führt Maßnahmen unter Anleitung durch
- führt Maßnahmen vollständig selbst durch
- erkennt und meldet Veränderungen
- hält Sicherheitsmaßnahmen ein
- erkennt die Grenzen der eigenen Belastbarkeit
- verfügt über ein unterstützendes soziales Umfeld

6.2 Die Bezugsperson ...

- motiviert den Patienten und lenkt ihn bei Bedarf ab
- erkennt Warnsignale und kann sie beschreiben
- erkennt/akzeptiert individuell wirksame Maßnahmen zur Schmerzlinderung und unterstützt bei der Anwendung
- akzeptiert die Maßnahmen inkl. der dafür notwendigen Vorgaben zur Durchführung
- äußert Verständnis
- zeigt Kooperationsbereitschaft
- hält Vereinbarungen ein
- holt sich die notwendige Unterstützung
- führt Maßnahmen unter Anleitung durch
- führt Maßnahmen vollständig selbst durch
- erkennt und meldet Veränderungen
- hält Sicherheitsmaßnahmen ein
- erkennt die Grenzen der eigenen Belastbarkeit
- schafft bzw. verfügt über ein unterstützendes soziales Umfeld

Literatur: NANDA International (2005) NANDA-Pflegediagnosen – Definition und Klassifikation 2005 – 2006. Huber, Bern.

Doenges ME, Moorhouse MF, Geissler-Murr AC (2002) Pflegediagnosen und Maßnahmen. Verlag Hans Huber, Bern, 3. Auflage.

Saug-/Schluckstörung des Säuglings

Gertrude Stoiber

Einführung

Die Fähigkeit und Koordination von Saugen und Schlucken sowie Atmen ist Voraussetzung für eine funktionierende orale Nahrungsaufnahme.

Speziell bei Frühgeborenen sowie bei Säuglingen mit neurologisch bzw. entwicklungs-bedingten Beeinträchtigungen können Einschränkungen in dieser Koordination beobachtet werden.

Die Fähigkeit der Frühgeborenen, Saugen, Schlucken und Atmen zu koordinieren, besteht je nach Fütterungsmethode ab einem Gestationsalter von 32 bis 36 Wochen.

Wesentlich für die Förderung der Koordination von Saugen und Schlucken sowie der Erhaltung/ Erreichung eines guten Ernährungszustandes ist ein frühzeitiges Erkennen des Ausmaßes der Saug- und Schluckstörung und einer dem Kind individuell angepassten Maßnahmenauswahl.

Schwerpunkte in der Kinder- und Jugendlichenpflege

- Situationsbedingte erschwerte Kooperation mit Patient/Bezugsperson
- Erfassung und Beurteilung des Ausmaßes der Einschränkung
- Erkennen einer Aspirationsgefahr
- Symptome des Patienten und Äußerungen der Bezugsperson sind von der Pflegeperson zu interpretieren
- Gezielte Stimulation
- Methodenvielfalt
- Kontinuität im Handling
- Anleitung der Bezugsperson
- Empathie

Saug-/Schluckstörung des Säuglings

(Beeinträchtigte Nahrungsaufnahme des Säuglings)

Taxonomie 1 R: Sich bewegen (6.5.1.4/1992)
Taxonomie 2: Ernährung, Nahrungsaufnahme (00107/1992)
NANDA-Originalbezeichnung: „Ineffective Infant Feeding Pattern"
[Thematische Gliederung: Ernährung]

1. Definition

Ein beeinträchtigtes Saugvermögen oder eine mangelnde Koordination des Saug-Schluck-reflexes bei einem Säugling.

2. Ätiologie*

- Frühgeborene
- Neurologische Störung (Beeinträchtigung)/Verzögerung (z. B. Auswirkung von Medikamenten)
- Entwicklungsstörungen – nach längerfristiger Intubation/Beatmung/Atemhilfe
- Orale Hypersensitivität
- Längerfristige Nahrungskarenz
- Anatomische Anomalien (z. B. Lippen-, Gaumen-, Kieferspalte, Tracheomalazie)
- Erschöpfung/verminderte Kraft/Müdigkeit
- Unreife des Kindes
- Ungenügende Hilfestellung der Bezugsperson

3. Zeichen/Symptome*

3.1 Subjektiv

- Die Bezugsperson gibt an, dass der Säugling nicht fähig ist, mit dem Saugen einzusetzen oder wirksam zu saugen

3.2 Subjektiv/objektiv

- Abwehrreaktion
- Essunlust
- Lange Schlafphasen („brave Kinder")
- Würgereiz oder Erbrechen

---

* Achtung: Inhalt abweichend vom Original → Originaltext siehe: Doenges M.E. et al., 2002, S. 606

3.3 Objektiv

- Unfähigkeit, zu saugen
- Unfähigkeit, das Saugen, Schlucken und Atmen zu koordinieren
- Verbleib von Nahrungsbestandteilen in der Mundhöhle
- Stresszeichen bei Nahrungsaufnahme (z. B. Müdigkeit, Zyanose)
- Gewichtsstillstand/Gewichtsverlust
- Verminderte Harnausscheidung, Obstipationszeichen
- Austrocknungszeichen
- Weinen, motorische Unruhe (Hunger)
- Verminderte Nahrungsaufnahme

4. Zielsetzung

- Der Säugling nimmt die erforderliche Nahrungsmenge zu sich
- Das Neugeborene verliert nicht mehr als 10 % seines GG in der ersten Woche
- Der Säugling weist eine dem Alter angemessene Gewichtszunahme auf
- Der Säugling aspiriert nicht
- Der Säugling weist eine angemessene Ausfuhr auf, gekennzeichnet durch eine angemessene Anzahl nasser Windeln pro Tag
- Der Säugling kann Saug-/Schluckvorgang koordinieren, saugt wirksam
- Die Bezugsperson beherrscht Techniken der Nahrungsverabreichung, welche eine angemessene Nahrungsaufnahme des Säuglings gewährleistet
- Eine möglichst stressfreie Nahrungsaufnahme ist gewährleistet

5. Maßnahmen

5.1. Erkennen/Ermitteln/Beobachten ...

- individueller Bedürfnisse/Ressourcen
- der Ursache der Beeinträchtigung
- des Trinkverhaltens, der Trinkmenge und des Körpergewichts
- der Ausscheidungsmenge von Harn und Stuhl sowie von Austrocknungszeichen
- von Stresszeichen beim Säugling während der Nahrungszufuhr (z. B. Müdigkeit, Zyanose, Tachypnoe)
- des Wissenstands der Bezugsperson hinsichtlich Maßnahmen
- der Technik der Nahrungsverabreichung durch die Bezugsperson

5.2 Maßnahmen

5.2.1 Pflegerische Maßnahmen

- Einbeziehen der Bezugsperson in die Pflege
- Kontrolle und Dokumentation von Körpergewicht, Ausscheidung, Tagestrinkmenge
- Führen einer Gewichtsverlaufskurve
- Auswahl von geeigneten Methoden zur Nahrungsverabreichung (z. B. spezielle Sauger, Löffel, Sonden) und geeigneter Techniken zur Nahrungsverabreichung (Lagerung/Haltung des Säuglings bei der Nahrungsaufnahme!)
- Wenn erforderlich, abwechselnd unterschiedliche Methoden der Nahrungsverabreichung anwenden
- Anpassen der Nahrungsmenge und Mahlzeitenzahl an das Trinkverhalten des Säuglings
- Rhythmus der Nahrungszeiten/Trinkdauer beachten
- Dem Säugling Pausen und Zeit zum Aufstoßen ermöglichen
- Adäquate Lagerung des Säuglings, um einer Aspiration vorzubeugen (Seitenlage, Oberkörperhochlagerung)
- Orale Stimulation
- Basale Stimulation®
- Anpassen der Medikamentengabe an den Mahlzeitenplan, so dass die sedierende Wirkung möglichst gering gehalten wird (Rücksprache mit Arzt)

5.2.2 Maßnahmen lt. AVO

- Physikalische Therapie
- Logopädische Therapie
- Ernährungsberatung (z. B. Eindicken der Nahrung)
- Sondierung

5.3 Fördern des Wohlbefindens – Unterstützung/Beratung/Ausbildung

- Beachten individueller Bedürfnisse
- Beachten vorhandener Ressourcen
- Anleitung der Bezugsperson zur Führung von Gewichts- und Trinkprotokollen
- Für eine ruhige, entspannte Umgebung sorgen
- Positive Zuwendung während der Nahrungsverabreichung (Blickkontakt, mit dem Kind sprechen, Stimulation der Handflächen) – damit der Säugling aufmerksam bleibt
- Entlastung der Bezugsperson
- Aufklärung/Beratung/Anleitung der Bezugsperson über Methoden der Nahrungsverabreichung sowie über altersgemäße(n) Nahrungs-, Kalorienbedarf und Körpergewichtszunahme

5.4 Prävention/Prophylaxe

- Information über Maßnahmen zur Aspirationsvermeidung
- Information über Erstehilfemaßnahmen bei Aspiration
- Unterstützung beim Planen der häuslichen Versorgung (z. B. Hauskrankenpflege)

6. Ressourcen

6.1 Der Patient ...

- äußert Hunger
- lässt sich ablenken/lässt sich motivieren
- teilt sich nonverbal mit
- akzeptiert die Maßnahmen
- will trinken

6.2 Die Bezugsperson ...

- motiviert den Patienten und lenkt ihn bei Bedarf ab
- erkennt und meldet Veränderungen
- akzeptiert die Maßnahmen inkl. der dafür notwendigen Vorgaben zur Durchführung
- äußert Verständnis
- zeigt Kooperationsbereitschaft
- hält Vereinbarungen ein
- führt Protokolle unter Anleitung
- führt Protokolle selbstständig
- holt sich die notwendige Unterstützung
- führt Maßnahmen unter Anleitung durch
- führt Maßnahmen vollständig selbst durch
- bietet Getränk an
- erkennt und meldet Veränderungen
- hält Sicherheitsmaßnahmen ein
- erkennt die Grenzen der eigenen Belastbarkeit
- schafft bzw. verfügt über ein unterstützendes soziales Umfeld

Literatur: NANDA International (2005) NANDA-Pflegediagnosen – Definition und Klassifikation 2005 – 2006. Huber, Bern.
Doenges ME, Moorhouse MF, Geissler-Murr AC (2002) Pflegediagnosen und Maßnahmen. Verlag Hans Huber, Bern, 3. Auflage.

Selbstversorgungsdefizit

Michaela Gansch, Kristina-Birgit Grau, Elisabeth Horvath, Brigitte Krenn, Anneliese Kröpfl, Angelika Krutil, Ursula Molidor, Burgi Osl, Gertrude Stoiber, Christa Tax, Margret Weissenbacher

Einführung
Definition

Die Zielrichtung muss immer die Erhaltung und Förderung der Selbstständigkeit sein.

Die Selbstpflege umfasst die elementaren Grundbedürfnisse des Menschen. Ihre Wahrnehmung ist Bestandteil der Selbstwahrnehmung und sie sind Teil der Unabhängigkeit und Selbstständigkeit. In der Entwicklung vom Säugling zum Kind und Erwachsenen erlebt der Mensch ein Zunehmen seiner Unabhängigkeit. Er bestimmt letztendlich als Erwachsener, wie und in welchem Umfang er seine Grundbedürfnisse befriedigt.[1]

Um den Pflegepersonen diese abstrakte Thematik möglichst praxisnahe aufzuzeigen, wurden alters- und entwicklungsbedingte Defizite aufgelistet. Diese bilden die Grundlage für die Zielsetzung und die daraus resultierenden Maßnahmen.

Die Prävention als elementarer Teil in der Kinder- und Jugendlichenpflege wurde bei diesen Pflegediagnosen speziell berücksichtigt.

Schwerpunkte gibt es bei den Selbstpflegedefiziten im Unterschied zu den anderen adaptierten Pflegediagnosen nicht.

---

[1] Vgl. Reimer W. et al., 1998, S. 241

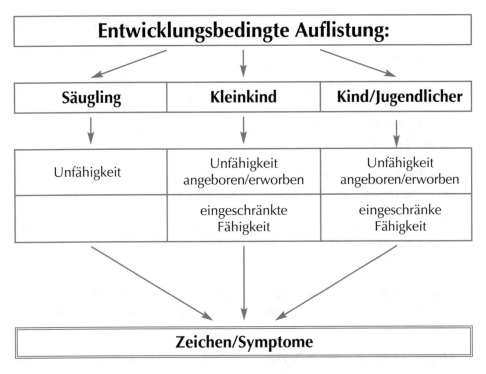

Entwicklungsbedingte Auflistung:

Säugling	Kleinkind	Kind/Jugendlicher
Unfähigkeit	Unfähigkeit angeboren/erworben	Unfähigkeit angeboren/erworben
	eingeschränkte Fähigkeit	eingeschränke Fähigkeit

Zeichen/Symptome

Abb. 2: Darstellung: Entwicklungsbedingte Selbstpflegedefizite

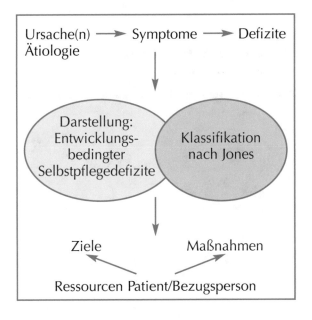

Abb. 3: Struktur der PD Selbstpflegedefizit

Einteilungsstufen des Selbstständigkeitsgrades eines Patienten

Schweregrad

Klassifikation nach Jones 1971: 00 – 04

00: **Selbstständig** (auch in der Verwendung von Hilfsmitteln), keine direkten Pflegeleistungen sind zu erbringen

01: **Großteils selbstständig**, der Patient bedarf nur geringer Hilfestellung und/oder Anleitung, direkte Pflegeleistungen sind nur in geringem Ausmaß zu erbringen

02: **Teilweise selbstständig** und teilweise auf Hilfestellung/Anleitung angewiesen; der Patient ist etwa zu 50 % selbstständig, das Ausmaß der zu erbringenden direkten Pflegeleistung/Anleitung liegt ebenfalls bei etwa 50 %

03: **Geringfügig selbstständig**, der Patient beteiligt sich nur in geringem Ausmaß an der Aktivität und ist großteils auf Hilfestellung/Anleitung angewiesen, der Patient ist aber kooperativ

04: **Unselbstständig/abhängig**, der Patient ist nicht in der Lage, sich an der Aktivität zu beteiligen und ist vollständig abhängig bzw. mehrmals täglich sind intensive Selbsthilfetrainings mit maximaler Unterstützung und Anleitung zu absolvieren bzw. ein Patient wie in Klassifikation 03, jedoch unkooperatives Verhalten bei der Pflege

Klassifikation nach Jones E. et. al.: Patientenklassifikation für Langzeitpflege: Handbuch, HEW, Publikationsnr. HRA-74-3107, Nov. 1974, überarbeitet von Verein S.E.P.P.: Juni 2000

Stefan H., Allmer F. et al.: Praxis der Pflegediagnosen. Springer Verlag, Wien, 2000, 2., erweiterte und überarbeitete Auflage

Selbstversorgungsdefizit: Essen

Einführung siehe Seite 108

Taxonomie 1 R: Sich bewegen (Essen 6.5.1/1980; R 1998)
Taxonomie 2: Aktivität/Ruhe, Aktivität/Bewegung (Essen 00102/1980; R 19998)
NANDA-Originalbezeichnung: „Feeding Self Care Deficit"
[Thematische Gliederung: Sauberkeit/Bekleidung]

1. Definition

Eine Beeinträchtigung der Fähigkeit, folgende Aktivität auszuführen: Essen. [Dies kann ein vorübergehender/bleibender oder fortschreitender Zustand sein.]

2. Ätiologie*

- Altersbedingte Unfähigkeit/Unselbstständigkeit
- Verständigungsschwierigkeiten
  z.B.
  - fehlende oder beeinträchtigte Kommunikationsfähigkeit
- Schmerzen
- Beeinträchtigter Mobilitätszustand
- Neuromuskuläre und muskuloskeletäre Beeinträchtigung
  - Lähmung/Sensibilitätsstörung/Störung der Motorik
  - Nach OP – Gips/Ruhigstellung
  - Amputation
- Reduzierte Körperkraft/Ausdauer
- Postoperative Schwäche/Durchgangssyndrom
- Sehbeeinträchtigung
  - Vorübergehend nach OP
  - Erstmanifestation
- Posttraumatische Veränderungen (z.B. Misshandlung, Missbrauch)
- Alkohol- und Drogenkonsum
- Desorientierung
- Umgebung
  z.B.
  - fremd und ungewohnt
  - Hindernisse in der Umgebung
- Fehlen/Wechsel der Bezugsperson
- Soziales Umfeld

---

* Achtung: Inhalt abweichend vom Original → Originaltext siehe: Doenges M.E. et al., 2002, S. 661

z. B.
- Änderung der Familiensituation (z. B. Geschwister, Scheidung)
- Wohnungs-/Schulwechsel
- Isolation (z. B. nach Transplantation)

- **Mangelndes Interesse/fehlende Motivation**
- **Verweigerung**
- **Überforderung**
- **Stressfaktoren**
- **Angstzustände**
- **Fehlende oder ungenügende familiäre Unterstützung**
- **Hospitalisierung**

DD: z. B.
- Verzögerte(s) Wachstum und Entwicklung
- Akute Schmerzen
- Chronische Schmerzen
- Beeinträchtigte körperliche Mobilität
- Beeinträchtigte verbale Kommunikation
- Mangelernährung
- Saug-/Schluckstörung des Säuglings
- Unwirksames Stillen
- Behinderndes familiäres Coping
- Mangelhaft unterstützendes familiäres Coping

3. Defizite*

- Kann nicht Nahrung/Getränk zum Mund führen (z. B. verschütten)
- Kann/soll nicht Nahrung/Getränk mundgerecht zubereiten (z. B. Fleisch nicht zerkleinern, Gebäck schneiden, Verpackung öffnen, Flasche/Dose öffnen)
- Kann/soll nicht Besteck handhaben
- Kann/soll nicht mit Hilfsmitteln umgehen
- Kann nicht ausreichend mundgerecht zubereitete(s) Nahrung/Getränk zum Mund führen – Körpergewicht wird nicht gehalten bzw. keine adäquate Gewichtszunahme gewährleistet
- Kann nicht für hygienische(s) Vorgehen/Sicherheit sorgen

4. Zielsetzung

- Der Patient/die Bezugsperson weiß über das vorliegende Selbstpflegedefizit Bescheid
- Der Patient/die Bezugsperson kennt verursachende Faktoren und ist über Maßnahmen zur Unterstützung/Förderung der Selbstpflegefähigkeit informiert
- Die Bezugsperson weiß über die Notwendigkeit einer/eines altersentsprechend vorbereiteten Nahrung/Getränks für ihr Kind Bescheid und unterstützt es in seiner Selbstständigkeit
- Die Förderung/Beibehaltung entwicklungsbedingter Selbstständigkeit ist gewährleistet
- Der Patient/die Bezugsperson kennt Maßnahmen und Hilfsmittel, um das Defizit auszugleichen

---

* Achtung: Inhalt abweichend vom Original → Originaltext siehe: Doenges M.E. et al., 2002, S. 662

- Der Patient/die Bezugsperson kann Maßnahmen und Hilfsmittel zum Defizitausgleich anwenden
- Der Patient/die Bezugsperson wendet Maßnahmen an oder verändert die Lebensweise, um die Anforderungen an die persönliche Pflege erfüllen zu können
- Der Patient ist motiviert, unter Berücksichtigung der Einschränkung weitgehende Selbstständigkeit zu erreichen
- Der Patient sieht keine Beeinträchtigung in seiner Lebensqualität
- Der Patient erlangt die vollständige/teilweise Selbstständigkeit
- Der Patient bleibt infektions-/verletzungsfrei (z. B. intakte Haut-/Schleimhaut)
- Eine ungehinderte Nahrungsaufnahme ist gewährleistet
- Der Patient hält das Körpergewicht bzw. nimmt adäquat Gewicht zu
- Der Patient äußert verbal eine Besserung in seinem Wohlbefinden (körperliches, psychisches, soziales)
- Angst-/Disstressminderung
- Der Patient äußert verbal Wohlbefinden
- Am Patienten sind Zeichen sichtbar, welche auf eine Besserung/ein Wiedererlangen des Wohlbefindens hindeuten

5. Maßnahmen

5.1 Erkennen/Ermitteln/Beobachten ...

- der Anamnese
  z. B.
  - familiäres/soziales Umfeld
  - einschneidende Erlebnisse
  - Krankenhausaufenthalte
- der Selbstpflegefähigkeit/Bedürfnisse/Ressourcen
- des Selbstpflegedefizites – Klassifikation nach Jones
- des Wissensstandes des Patienten/der Bezugsperson hinsichtlich Maßnahmen und Hilfsmittel zum Defizitausgleich
- ob bei bestehendem Defizit eine Verbesserung/Verschlechterung feststellbar ist (Evaluierung – Klassifikation nach Jones)
- der Sicherheitsrisiken
- von Angstzuständen
- ob auftretende medizinische Probleme die Pflegebedürftigkeit beeinflussen
- inwieweit eine (Mehrfach-)Behinderung besteht

5.2 Maßnahmen

5.2.1 Pflegerische Maßnahmen

- Einbeziehen des Patienten/der Bezugsperson in die Pflege
- Beschaffung notwendiger Hilfsmittel (z. B. Hochstuhl, Gaumenplatte)
- Kontrolle des Körpergewichtes
- Dokumentation der durchgeführten Maßnahmen und des Verlaufs

5.2.2 Maßnahmen lt. AVO

–

5.3 Fördern des Wohlbefindens –
Unterstützung/Beratung/Ausbildung

- Empathie
- Beachten individueller Bedürfnisse
  z. B.
  - gewohnter Tagesrhythmus
  - Rituale
  - spezielle Körperhaltung bei der Essenseinnahme
- Beachten vorhandener Ressourcen
  z. B.
  - eigenes Besteck/eigener Trinkbecher
- Information des Patienten/der Bezugsperson über Maßnahmen, welche die Selbstpflegefähigkeit fördern/unterstützen
- Fördernde/unterstützende Maßnahmen – Anleitung/Unterstützung/Überwachung und Evaluierung
  z. B.
  - Auswahl einer adäquaten Ernährung
  - altersentsprechende mundgerechte Zubereitung
  - Einsatz eines speziellen Besteckes/Trinkbechers
- Dem Patienten genügend Zeit geben, damit er seine vorhandenen Fähigkeiten bestmöglich einsetzen kann
- Gezielt auf Erfolge hinweisen/motivieren
- Zeit für Gespräche mit Patient/Bezugsperson einplanen
- Störungen vermeiden
- Wahrung der Intimsphäre (ON-Regel Nr. 116002)
- Anbieten/Vermitteln professioneller Berufsgruppen zur Unterstützung
  z. B.
  - Physiotherapeut
- Kontakte zu externen Organisationen (z. B. Selbsthilfegruppen, Ernährungsberatung, Hauskrankenpflege) herstellen
- Entlastung des Patienten/der Bezugsperson

5.4 Prävention/Prophylaxe

- Aufklärung/Information über verursachende Faktoren
- Aufklärung/Information über die Wichtigkeit des frühzeitigen Erkennens des Selbstpflegedefizites
- Aufklärung/Information über wirksame Maßnahmen zur Vorbeugung eines Selbstpflegedefizites und deren Anwendung
- Umgebung dem Selbstpflegedefizit anpassen
- Aufklärung/Information über Infektionsquellen und Unfallgefahren
- Einhalten von Sicherheitsvorkehrungen

6. Ressourcen

6.1 Der Patient ...

- lässt sich ablenken/lässt sich motivieren
- teilt sich verbal/nonverbal mit
- kennt Selbstpflegedefizit
- will Selbstpflegedefizit verringern
- erkennt individuell wirksame Maßnahmen zur Förderung/Unterstützung der Selbstpflegefähigkeit und wendet diese an
- akzeptiert die Pflege- und Hilfsmaßnahmen inkl. der dafür notwendigen Vorgaben zur Durchführung
- äußert Verständnis
- zeigt Kooperationsbereitschaft
- hält Vereinbarungen ein
- holt sich die notwendige Unterstützung
- führt Vorbereitung für Pflegemaßnahmen durch
- führt Maßnahmen unter Anleitung durch
- führt Maßnahmen vollständig selbst durch
- hält Sicherheitsmaßnahmen ein
- erkennt und meldet Veränderungen
- erkennt die Grenzen der eigenen Belastbarkeit
- verfügt über ein unterstützendes soziales Umfeld

6.2 Die Bezugsperson ...

- motiviert den Patienten und lenkt ihn bei Bedarf ab
- erkennt das Selbstpflegedefizit
- will das Selbstpflegedefizit verringern
- erkennt/akzeptiert individuell wirksame Maßnahmen zur Förderung/Unterstützung der Selbstpflegefähigkeit und unterstützt den Patienten bei der Durchführung
- akzeptiert die Pflege- und Hilfsmaßnahmen inkl. der dafür notwendigen Vorgaben zur Durchführung
- äußert Verständnis
- zeigt Kooperationsbereitschaft
- hält Vereinbarungen ein
- holt sich die notwendige Unterstützung
- führt Vorbereitung für Pflegemaßnahmen durch
- führt Maßnahmen unter Anleitung durch
- führt Maßnahmen vollständig selbst durch
- hält Sicherheitsmaßnahmen ein
- erkennt und meldet Veränderungen
- hält Hygiene- und Sicherheitsmaßnahmen ein
- kennt Grenzen der eigenen Belastbarkeit
- schafft bzw. verfügt über ein unterstützendes soziales Umfeld

Literatur: NANDA International (2005) NANDA-Pflegediagnosen – Definition und Klassifikation 2005 – 2006. Huber, Bern.
Doenges ME, Moorhouse MF, Geissler-Murr AC (2002) Pflegediagnosen und Maßnahmen. Verlag Hans Huber, Bern, 3. Auflage.

Selbstversorgungsdefizit: Körperpflege – Sich kleiden/äußere Erscheinung

Einführung siehe Seite 108

Taxonomie 1 R: Sich bewegen (Körperpflege 6.5.2/1980; R 1998)
(Sich kleiden/äußere Erscheinung 6.5.3/1980; R 1998)
Taxonomie 2: Aktivität/Ruhe, Aktivität/Bewegung (Körperpflege 00108/1980; R 1998)
(Sich kleiden/äußere Erscheinung 00109/1980; R 1998)
NANDA-Originalbezeichnung: „Bathing/Hygiene Self Care Deficit"
„Dressing/Grooming Self Care Deficit"
[Thematische Gliederung: Sauberkeit/Bekleidung]

1. Definition

Eine Beeinträchtigung der Fähigkeit, folgende Aktivität auszuführen: Körperpflege – Sich kleiden/die äußere Erscheinung pflegen.
[Dies kann ein vorübergehender/bleibender oder fortschreitender Zustand sein.]

2. Ätiologie*

- Altersbedingte Unfähigkeit/Unselbstständigkeit
- Verständigungsschwierigkeiten
  z. B.
  - fehlende oder beeinträchtigte Kommunikationsfähigkeit (verbal/nonverbal)
- Schmerzen
- Beeinträchtigter Mobilitätszustand
  z. B.
  - angeordnete Bettruhe
- Beeinträchtigte körpereigene Wahrnehmung
- Neuromuskuläre und muskuloskeletäre Beeinträchtigung
  - Lähmung/Sensibilitätsstörung
  - Nach OP – Gips/Ruhigstellung
  - Amputation
  - Störung der Motorik
- Reduzierte Körperkraft/Ausdauer
- Postoperative Schwäche/Durchgangssyndrom
- Sehbeeinträchtigung
  - Vorübergehend nach OP
  - Erstmanifestation

---

* Achtung: Inhalt abweichend vom Original → Originaltext siehe: Doenges M.E. et al., 2002, S. 661

- Posttraumatische Veränderungen
- Alkohol- und Drogenkonsum
- Desorientierung
- Umgebung
  z. B.
  - fremd und ungewohnt
  - Hindernisse in der Umgebung
- Fehlen/Wechsel der Bezugsperson
- Soziales Umfeld
  z. B.
  - Änderung der Familiensituation (z. B. Zuwachs an Geschwistern, Scheidung)
  - Wohnungs-/Schulwechsel
  - Isolation (z. B. nach Transplantation)
- Mangelndes Interesse/fehlende Motivation
- Verweigerung
- Überforderung
- Stressfaktoren
- Angstzustände
- Fehlende oder ungenügende familiäre Unterstützung
- Hospitalisierung

DD: z. B.
  - verzögerte(s) Wachstum und Entwicklung
  - akute Schmerzen
  - chronische Schmerzen
  - beeinträchtigte körperliche Mobilität
  - beeinträchtigte verbale Kommunikation
  - behinderndes familiäres Coping
  - mangelhaft unterstützendes familiäres Coping

3. Defizite*

- Kann/soll nicht den Körper oder einzelne Körperteile selbst waschen
- Kann/soll nicht Intim-, Haut-, Haar- und Zahnpflege selbst durchführen
- Kann/soll nicht Wasser beschaffen
- Kann/soll sich nicht zu einem Waschbecken, einer Dusche oder Badewanne bewegen
- Kann nicht die Temperatur/Fließgeschwindigkeit des Wassers regulieren
- Kann nicht die Notwendigkeit der Körperpflege wahrnehmen
- Kann/soll nicht Kleidungsstücke holen und sie wechseln
- Kann nicht adäquate Kleidung wählen
- Kann nicht die notwendigen Kleidungsstücke an- oder ausziehen
- Kann nicht die Kleidungsstücke schließen
- Kann nicht ein zufriedenstellendes Erscheinungsbild wahren
- Kann nicht mit Hilfsmitteln umgehen
- Kann nicht für hygienische(s) Vorgehen/Sicherheit sorgen

* Achtung: Inhalt abweichend vom Original → Originaltext siehe: Doenges M.E. et al., 2002, S. 662 f

4. Zielsetzung

- Der Patient/die Bezugsperson weiß über das vorliegende Selbstpflegedefizit Bescheid
- Der Patient/die Bezugsperson kennt verursachende Faktoren und ist über Maßnahmen zur Unterstützung/Förderung der Selbstpflegefähigkeit informiert
- Die Bezugsperson unterstützt ihr Kind in seiner Selbstständigkeit
- Die Förderung bzw. Beibehaltung entwicklungsbedingter Selbstständigkeit ist gewährleistet
- Der Patient/die Bezugsperson kennt Maßnahmen und Hilfsmittel, um das Defizit auszugleichen
- Der Patient/die Bezugsperson kann Maßnahmen und Hilfsmittel zum Defizitausgleich anwenden
- Der Patient/die Bezugsperson wendet Maßnahmen an oder verändert die Lebensweise, um die Anforderungen an die persönliche Pflege erfüllen zu können
- Der Patient/die Bezugsperson ist motiviert, unter Berücksichtigung der Einschränkung weitgehende Selbstständigkeit zu erreichen
- Der Patient sieht keine Beeinträchtigung in seiner Lebensqualität
- Der Patient erlangt die vollständige/teilweise Selbstpflegefähigkeit
- Der Patient bleibt infektions-/verletzungsfrei (z. B. sichere Körperpflege am Baby, keine Hautreizungen durch Waschmittel, Weichspüler, Kosmetika, Wärmestau)
- Eine ungehinderte Körperpflege ist gewährleistet
- Das Erscheinungsbild des Patienten ist gepflegt und die Kleidung adäquat
- Der Patient äußert verbal eine Besserung in seinem Wohlbefinden (körperliches, psychisches, soziales)
- Angst-/Disstressminderung
- Der Patient äußert verbal Wohlbefinden
- Am Patienten sind Zeichen sichtbar, welche auf eine Besserung/ein Wiedererlangen des Wohlbefindens hindeuten

5. Maßnahmen
5.1 Erkennen/Ermitteln/Beobachten ...

- der Anamnese
  z. B.
    - familiäres/soziales Umfeld
    - einschneidende Erlebnisse
    - Krankenhausaufenthalte
- der Selbstpflegefähigkeit/Bedürfnisse/Ressourcen
- des Selbstpflegedefizites – Klassifikation nach Jones
- des Wissenstandes des Patienten/der Bezugsperson hinsichtlich Maßnahmen und Hilfsmittel zum Defizitausgleich
- ob bei bestehendem Defizit eine Verbesserung/Verschlechterung feststellbar ist (Evaluierung – Klassifikation nach Jones)
- der Sicherheitsrisiken

- von Angstzuständen
- ob auftretende medizinische Probleme die Pflegebedürftigkeit beeinflussen
- inwieweit eine (Mehrfach-)Behinderung besteht

5.2 Maßnahmen
5.2.1 Pflegerische Maßnahmen

- Einbeziehen des Patienten/der Bezugsperson in die Pflege
- Beschaffung notwendiger Hilfsmittel (z. B. Haltegriffe, rutschfeste Badematte, Patientenlifter)
- Dokumentation der durchgeführten Maßnahmen und des Verlaufs

5.2.2 Maßnahmen lt. AVO
–

5.3 Fördern des Wohlbefindens – Unterstützung/Beratung/Ausbildung

- Empathie
- Beachten individueller Bedürfnisse
  z. B.
  - gewohnter Tagesrhythmus
  - bevorzugt Baden oder Duschen
  - Rituale
  - kulturelle/religiöse Auflagen bei der Kleiderwahl
- Beachten vorhandener Ressourcen
- Information des Patienten/der Bezugsperson über Maßnahmen, welche die Selbstpflegefähigkeit fördern/unterstützen
- Fördernde/unterstützende Maßnahmen – Anleitung/Unterstützung/Überwachung und Evaluierung
  z. B.
  - Beratung bei der Kleiderwahl
- Dem Patienten genügend Zeit geben, damit er seine vorhandenen Fähigkeiten bestmöglich einsetzen kann
- Gezielt auf Erfolge hinweisen
  z. B.
  - Tagebuch über Fortschritte führen
- Zeit für Gespräche mit Patient/Bezugsperson einplanen
- Störungen vermeiden
- Wahrung der Intimsphäre (ON-Regel Nr. 116002)
- Anbieten/Vermitteln professioneller Berufsgruppen zur Unterstützung
- Kontakte zu externen Organisationen (z. B. Selbsthilfegruppen, Sozialarbeitern, Hauskrankenpflege) herstellen
- Entlastung des Patienten/der Bezugsperson

5.4 Prävention/Prophylaxe

- Aufklärung/Information über verursachende Faktoren
- Aufklärung/Information über die Wichtigkeit des frühzeitigen Erkennens des Selbstpflegedefizites
- Aufklärung/Information über wirksame Maßnahmen zur Vorbeugung eines Selbstpflegedefizites und deren Anwendung
- Umgebung dem Selbstpflegedefizit anpassen
  z. B.
  - Hindernisse aus der Umgebung entfernen
- Aufklärung/Information über Infektionsquellen und Unfallgefahren
- Einhalten von Sicherheitsvorkehrungen

6. Ressourcen

6.1 Der Patient ...

- lässt sich ablenken/lässt sich motivieren
- teilt sich verbal/nonverbal mit
- kennt Selbstpflegedefizit
- will Selbstpflegedefizit verringern
- erkennt individuell wirksame Maßnahmen zur Förderung/Unterstützung der Selbstpflegefähigkeit und wendet diese an
- akzeptiert die Pflege- und Hilfsmaßnahmen inkl. der dafür notwendigen Vorgaben zur Durchführung
- äußert Verständnis
- zeigt Kooperationsbereitschaft
- hält Vereinbarungen ein
- holt sich die notwendige Unterstützung
- führt Vorbereitung für Pflegemaßnahmen durch
- führt Maßnahmen unter Anleitung durch
- führt Maßnahmen vollständig selbst durch
- hält Sicherheitsmaßnahmen ein
- erkennt und meldet Veränderungen
- erkennt die Grenzen der eigenen Belastbarkeit
- verfügt über ein unterstützendes Umfeld

6.2 Die Bezugsperson ...

- motiviert den Patienten und lenkt ihn bei Bedarf ab
- erkennt das Selbstpflegedefizit
- will das Selbstpflegedefizit verringern
- erkennt/akzeptiert individuell wirksame Maßnahmen zur Förderung/Unterstützung der Selbstpflegefähigkeit und unterstützt den Patienten bei der Durchführung
- akzeptiert die Pflege- und Hilfsmaßnahmen inkl. der dafür notwendigen Vorgaben zur Durchführung

- äußert Verständnis
- zeigt Kooperationsbereitschaft
- hält Vereinbarungen ein
- holt sich die notwendige Unterstützung
- führt Vorbereitung für Pflegemaßnahmen durch
- führt Maßnahmen unter Anleitung durch
- führt Maßnahmen vollständig selbst durch
- hält Sicherheitsmaßnahmen ein
- erkennt und meldet Veränderungen
- kennt Grenzen der eigenen Belastbarkeit
- schafft bzw. verfügt über ein unterstützendes soziales Umfeld

Literatur: NANDA International (2005) NANDA-Pflegediagnosen – Definition und Klassifikation 2005 – 2006. Huber, Bern.
Doenges ME, Moorhouse MF, Geissler-Murr AC (2002) Pflegediagnosen und Maßnahmen. Verlag Hans Huber, Bern, 3. Auflage.

Selbstversorgungsdefizit: Toilettenbenutzung

Einführung siehe Seite 108

Taxonomie 1 R: Sich bewegen (Toilettenbenutzung 6.5.2/1980; R 1998)
Taxonomie 2: Aktivität/Ruhe, Aktivität/Bewegung (Toilettenbenutzung 00110/1980; R 1998)
NANDA-Originalbezeichnung: „Toileting Self Care Deficit"
[Thematische Gliederung: Sauberkeit/Bekleidung]

1. Definition

Eine Beeinträchtigung der Fähigkeit, folgende Aktivität auszuführen: Toilettenbenutzung.
[Dies kann ein vorübergehender/bleibender oder fortschreitender Zustand sein.]

2. Ätiologie*

- Altersbedingte Unfähigkeit/Unselbstständigkeit
- Verständigungsschwierigkeiten
  z.B.
  - fehlende oder beeinträchtigte Kommunikationsfähigkeit (verbal/nonverbal)
- Schmerzen
- Beeinträchtigter Mobilitätszustand
  z.B.
  - angeordnete Bettruhe
- Beeinträchtigte körpereigene Wahrnehmung
- Neuromuskuläre und muskuloskeletäre Beeinträchtigung
  z.B.
  - Lähmung/Sensibilitätsstörung/Störung der Motorik
  - nach OP – Gips/Ruhigstellung
  - Amputation
- Reduzierte Körperkraft/Ausdauer
- Postoperative Schwäche/Durchgangssyndrom
- Sehbeeinträchtigung
  - Vorübergehend nach OP
  - Erstmanifestation
- Posttraumatische Veränderungen (z.B. Misshandlung, Missbrauch)
- Alkohol- und Drogenkonsum
- Desorientierung
- Umgebung

---

* Achtung: Inhalt abweichend vom Original → Originaltext siehe: Doenges M.E. et al., 2002, S. 661

z. B.

- fremd und ungewohnt
- Hindernisse in der Umgebung (z. B. Hauskrankenpflege – weit entferntes WC)
- **Fehlen/Wechsel der Bezugsperson**
- **Soziales Umfeld**

  z. B.
  - Änderung der Familiensituation (z. B. Zuwachs an Geschwistern, Scheidung)
  - Wohnungs-/Schulwechsel
  - Isolation (z. B. nach Transplantation)
- **Mangelndes Interesse/fehlende Motivation**
- **Verweigerung**
- **Überforderung beim Sauberwerden**
- **Stressfaktoren**
- **Angstzustände**
- **Fehlende oder ungenügende familiäre Unterstützung**
- **Hospitalisierung**

DD: z. B.

- Verzögerte(s) Wachstum und Entwicklung
- Akute Schmerzen
- Chronische Schmerzen
- Beeinträchtigte körperliche Mobilität
- Beeinträchtigte verbale Kommunikation
- Behinderndes familiäres Coping
- Mangelhaft unterstützendes familiäres Coping

3. Defizite*

- Kann nicht die Kleidung bei der Ausscheidung handhaben
- Kann/soll nicht den Topf/die Leibschüssel/die Harnflasche erreichen
- Kann/soll nicht die Toilette/den Leibstuhl erreichen
- Kann/soll nicht auf der Toilette/dem Leibstuhl sitzen oder sich erheben
- Kann/soll nicht sich auf die Leibschüssel hinauf- und hinunterbewegen
- Kann nicht mit Inkontinenzhilfsmitteln (z. B. Windel, Einlagen) umgehen
- Kann nicht die Spülung betätigen
- Kann nicht für hygienische(s) Vorgehen/Sicherheit sorgen

4. Zielsetzung

- Der Patient/die Bezugsperson weiß über das vorliegende Selbstpflegedefizit Bescheid
- Der Patient/die Bezugsperson kennt verursachende Faktoren und ist über Maßnahmen zur Unterstützung/Förderung der Selbstpflegefähigkeit informiert
- Die Bezugsperson unterstützt ihr Kind in seiner Selbstständigkeit

---

* Achtung: Inhalt abweichend vom Original → Originaltext siehe: Doenges M.E. et al., 2002, S. 663

- Die Förderung bzw. Beibehaltung entwicklungsbedingter Selbstständigkeit ist gewährleistet
- Der Patient/die Bezugsperson kennt Maßnahmen und Hilfsmittel, um das Defizit auszugleichen
- Der Patient/die Bezugsperson wendet Maßnahmen an oder verändert die Lebensweise, um die Anforderungen an die persönliche Pflege erfüllen zu können
- Der Patient/die Bezugsperson ist motiviert, unter Berücksichtigung der Einschränkung weitgehende Selbstständigkeit zu erreichen
- Der Patient sieht keine Beeinträchtigung in seiner Lebensqualität
- Der Patient erlangt die vollständige/teilweise Selbstpflegefähigkeit
- Der Patient bleibt infektions-/verletzungsfrei (z. B. intakte Haut)
- Eine ungehinderte Ausscheidung ist gewährleistet
- Der Patient äußert verbal eine Besserung in seinem Wohlbefinden (körperliches, psychisches, soziales)
- Angst-/Disstressminderung
- Der Patient äußert verbal Wohlbefinden
- Am Patienten sind Zeichen sichtbar, welche auf eine Besserung/ein Wiedererlangen des Wohlbefinden hindeuten

5. Maßnahmen

5.1 Erkennen/Ermitteln/Beobachten ...

- der Anamnese
  z. B.
  - familiäres/soziales Umfeld
  - einschneidende Erlebnisse
  - Krankenhausaufenthalte
- der Selbstpflegefähigkeit/Bedürfnisse/Ressourcen
- des Selbstpflegedefizites – Klassifikation nach Jones
- des Wissensstandes des Patienten/der Bezugsperson hinsichtlich Maßnahmen und Hilfsmittel zum Defizitausgleich
- ob bei bestehendem Defizit eine Verbesserung/Verschlechterung feststellbar ist (Evaluierung – Klassifikation nach Jones)
- der Sicherheitsrisiken
- von Angstzuständen
- ob auftretende medizinische Probleme die Pflegebedürftigkeit beeinflussen
- inwieweit eine (Mehrfach-)Behinderung besteht

5.2 Maßnahmen

5.2.1 Pflegerische Maßnahmen

- Einbeziehen des Patienten/der Bezugsperson in die Pflege
- Beschaffung notwendiger Hilfsmittel (z. B. WC-Aufsatz, Griffe, Glocke)
- Dokumentation der durchgeführten Maßnahmen und des Verlaufs

5.2.2 Maßnahmen lt. AVO

–

5.3 Fördern des Wohlbefindens – Unterstützung/Beratung/Ausbildung

- Empathie
- Beachten individueller Bedürfnisse
  z. B.
  - gewohnter Tagesrhythmus
  - Rituale
- Beachten vorhandener Ressourcen
- Information des Patienten/der Bezugsperson über Maßnahmen, welche die Selbstpflegefähigkeit fördern/unterstützen
- Fördernde/unterstützende Maßnahmen – Anleitung/Unterstützung/Überwachung und Evaluierung
  z. B.
  - Beratung bei Kleiderwahl
- Dem Patienten genügend Zeit geben, damit er seine vorhandenen Fähigkeiten bestmöglich einsetzen kann
- Gezielt auf Erfolge hinweisen/motivieren
- Zeit für Gespräche mit Patient/Bezugsperson einplanen
- Störungen vermeiden
- Wahrung der Intimsphäre (ON-Regel Nr. 116002)
- Anbieten/Vermitteln professioneller Berufsgruppen zur Unterstützung
- Kontakte zu externen Organisationen (z. B. Selbsthilfegruppen, Sozialarbeitern, Hauskrankenpflege) herstellen
- Entlastung des Patienten/der Bezugsperson

5.4 Prävention/Prophylaxe

- Aufklärung/Information über verursachende Faktoren
- Aufklärung/Information über die Wichtigkeit des frühzeitigen Erkennens des Selbstpflegedefizites
- Aufklärung/Information über wirksame Maßnahmen zur Vorbeugung eines Selbstpflegedefizites und deren Anwendung
- Umgebung dem Selbstpflegedefizit anpassen
- Aufklärung/Information über Infektionsquellen und Unfallgefahren
- Einhalten von Sicherheitsvorkehrungen

6. Ressourcen

6.1 Der Patient ...

- lässt sich ablenken/lässt sich motivieren
- teilt sich verbal/nonverbal mit
- kennt Selbstpflegedefizit
- will Selbstpflegedefizit verringern
- erkennt individuell wirksame Maßnahmen zur Förderung/Unterstützung der Selbstpflegefähigkeit und wendet diese an
- akzeptiert die Pflege- und Hilfsmaßnahmen inkl. der dafür notwendigen Vorgaben zur Durchführung
- äußert Verständnis
- zeigt Kooperationsbereitschaft
- hält Vereinbarungen ein
- holt sich die notwendige Unterstützung
- führt Vorbereitung für Pflegemaßnahmen durch
- führt Maßnahmen unter Anleitung durch
- führt Maßnahmen vollständig selbst durch
- hält Sicherheitsmaßnahmen ein
- kontrolliert Ausscheidungen
- erkennt und meldet Veränderungen
- erkennt die Grenzen der eigenen Belastbarkeit
- verfügt über ein unterstützendes soziales Umfeld

6.2 Die Bezugsperson ...

- motiviert den Patienten und lenkt ihn bei Bedarf ab
- erkennt das Selbstpflegedefizit
- will Selbstpflegedefizit verringern
- erkennt/akzeptiert individuell wirksame Maßnahmen zur Förderung/Unterstützung der Selbstpflegefähigkeit und unterstützt den Patienten bei der Durchführung
- akzeptiert die Pflege- und Hilfsmaßnahmen inkl. der dafür notwendigen Vorgaben zur Durchführung
- äußert Verständnis
- zeigt Kooperationsbereitschaft
- hält Vereinbarungen ein
- holt sich die notwendige Unterstützung
- führt Vorbereitung für Pflegemaßnahmen durch
- führt Maßnahmen unter Anleitung durch
- führt Maßnahmen vollständig selbst durch
- hält Sicherheitsmaßnahmen ein
- kontrolliert Ausscheidungen
- erkennt und meldet Veränderungen
- erkennt die Grenzen der eigenen Belastbarkeit
- schafft bzw. verfügt über ein unterstützendes soziales Umfeld

Literatur: NANDA International (2005) NANDA-Pflegediagnosen – Definition und Klassifikation 2005–2006. Huber, Bern. Doenges ME, Moorhouse MF, Geissler-Murr AC (2002) Pflegediagnosen und Maßnahmen. Verlag Hans Huber, Bern, 3. Auflage.

Wahrnehmungsstörung

Elisabeth Horvath, Anneliese Kröpfl, Ursula Molidor, Christa Tax

Einführung

Ein wesentliches Kriterium in der Kinder- und Jugendlichenpflege bei der Pflegediagnose „Wahrnehmungsstörung" ist die Kenntnis der kindlichen Entwicklungsstufen. Nur dadurch ist es möglich, Abweichungen von der Norm zu erkennen, zu beobachten und aufzuzeigen.

Entsprechend der Ätiologie ist darauf zu achten, dem Kind bzw. Jugendlichen gezielte Unterstützung und Fördermaßnahmen anzubieten. Die Berücksichtigung der individuellen Bedürfnisse und des sozialen Umfeldes spielen dabei eine essenzielle Rolle. Angepasste kreative Ablenkung, Motivation und Konsequenz bei der Durchführung der pflegerischen und therapeutischen Maßnahmen beeinflussen den Therapieerfolg. Dabei ist auch der Einsatz entsprechender Hilfsmittel mit einer altersentsprechenden Anleitung und Unterstützung ausschlaggebend.

Die Wahrnehmungsstörung stellt auch eine nicht zu vernachlässigende psychische Belastung sowohl für den Patienten als auch für sein Umfeld dar. Deshalb ist die Integration des Kindes in seinem sozialen Umfeld und dessen Information (Aufklärung der Umgebung – Kindergarten, Schule, Freundeskreis) als bedeutende Hilfestellung anzusehen.

Schwerpunkte in der Kinder- und Jugendheilkunde

- Berücksichtigung des Alters und Entwicklungstandes des Patienten
- Erschwerte Aufklärung
- Situationsbedingt erschwerte Kooperation mit Patient/Bezugsperson
- Symptome des Patienten und Äußerungen der Bezugspersonen sind von der PP zu interpretieren
- Angepasste kreative Ablenkung/Motivation
- Information, Aufklärung und Miteinbeziehen der Bezugsperson bei wahrnehmungsfördernden Maßnahmen
- Konsequenz der therapeutischen Übungen
- Integration in das soziale Umfeld
- Empathie

Wahrnehmungsstörung

Zu spezifizieren: visuell, auditiv, kinästhetisch,
gustatorisch, taktil, olfaktorisch

Taxonomie 1 R: Wahrnehmen (7.2/1978; R 1980; R 1998)
Taxonomie 2: Perzeption/Kognition, Wahrnehmung/Perzeption (00122, R1998)
NANDA-Originalbezeichnung: „Sensory Perceptual, disturbed (specify): visual, auditory,
kinesthetic, gustatory, tactile, olfactory"
[Thematische Gliederung: Wahrnehmung/Kommunikation]

1. Definition

Eine Veränderung der Anzahl oder Muster eingehender, afferenter Reize, begleitet von einer
verminderten, übermäßigen, verzerrten oder beeinträchtigten Reaktion auf diese Reize.

2. Ätiologie*

- Veränderte, übermäßige oder ungenügende umweltbedingte Stimuli
- Übermäßige(r) Lärmpegel/Vibrationen in unmittelbarer Umgebung (laute Musik,
  medizinisch-technische Geräte in der Intensivpflege)
- Reizüberflutung
- Therapeutisch bedingtes Umfeld (z. B. Isolation, Intensivpflege, Bettruhe, Inkubator,
  Ruhigstellung)
- Sozial bedingtes Umfeld (z. B. chronische Krankheiten, Entzug von Zuwendung,
  Stigmatisierung bei geistiger und/oder körperlicher Behinderung)
- Interaktionsstörung
- Deprivation, Missbrauch
- Neurologische Erkrankungen, Verletzung oder Defizit (veränderte Reizaufnahme,
  -überleitung und/oder -verarbeitung)
- Durchgangssyndrom
- Veränderter Zustand der Sinnesorgane (Auge, Ohr, Haut, Nase)
- Unfähigkeit, zu kommunizieren, zu verstehen, zu sprechen oder zu reagieren
- Schlafmangel
- Schmerz
- Biochemisches Ungleichgewicht (Elektrolytverschiebung, z. B. erhöhter Harnstoff,
  erhöhtes Ammoniak, Hypoxie)
- Alkohol-, Medikamenten- und/oder Drogenabusus (Halluzinationen)
- Psychischer Stress
- Angst
- Entwicklungsrückstand, -störung

---

* Achtung: Inhalt abweichend vom Original → Originaltext siehe: Doenges M.E. et al., 2002, S. 870

DD: z. B.

- Angst
- Schmerz
- Beeinträchtigte soziale Interaktion
- Unwirksames Coping
- Hoffnungslosigkeit
- Gefahr einer Körperschädigung
- Verletzungsgefahr
- Neglect

3. Zeichen/Symptome*

3.1 Subjektiv

- verbale Äußerung über
  - Unbehagen

3.2 Subjektiv/objektiv

- Gestörte Schmerzwahrnehmung
- Taktile/olfaktorische Störung
- Visuelle/auditive Störung
- Veränderung der gewohnten Reaktion auf Reize
- Mangelndes/schlechtes Konzentrationsvermögen

3.3 Objektiv

- Desorientierung bezüglich Ort, Zeit und Person
- Verändertes Kommunikationsverhalten
- Unruhe, Reizbarkeit
- Halluzinationen
- Messbare Veränderung der sensorischen Fähigkeit

4. Zielsetzung

- Der Patient/die Bezugsperson erkennt ursächliche Faktoren
- Der Patient erkennt Defizite und kompensiert sensorische Störungen
- Der Patient erlangt wieder/bewahrt den gewohnten Bewusstseinszustand
- Der Patient/die Bezugsperson kennt Maßnahmen, um den ursächlichen Faktoren entgegenzuwirken
- Der Patient/die Bezugsperson erkennt Zeichen und Symptome
- Der Patient/die Bezugsperson beteiligt sich im Rahmen seiner/ihrer Möglichkeiten an der Behandlung

---

* Achtung: Inhalt abweichend vom Original → Originaltext siehe: Doenges M.E. et al., 2002, S. 870 f

- Der Patient/die Bezugsperson verständigt die Pflegeperson bei Veränderungen der Symptome
- Der Patient äußert verbal eine Besserung in seinem Wohlbefinden (körperliches, psychisches, soziales)
- Der Patient sieht keine Beeinträchtigung in seiner Lebensqualität
- Der Patient/die Bezugsperson setzt Maßnahmen zur Verhinderung von Verletzungen
- Der Patient zieht sich keine Verletzung zu

5. Maßnahmen
5.1 Erkennen/Ermitteln/Beobachten ...

- individueller Bedürfnisse/Ressourcen
- hinsichtlich der Rolle des Patienten im sozialen Umfeld
- des Empfindungsvermögens
- der Ausprägung der Wahrnehmungsstörung
- der Interaktion zwischen Eltern und Kind
- des Wissenstandes des Patienten/der Bezugsperson hinsichtlich der Diagnose
- ursächlicher/beeinflussender Faktoren, Risikofaktoren
- ob Suchtmittel konsumiert wurden

5.2 Maßnahmen
5.2.1 Pflegerische Maßnahmen

- Einbeziehen des Patienten/der Bezugsperson in die Pflege
- Einbindung des Patienten/der Bezugsperson in die Problemerfassung/Entscheidungs-findung – Planung der Maßnahmen
- Basale Stimulation®, Kinästhetik – abgestimmt auf Ressourcen und Defizite des Patienten
- Für stimulierende Umgebung sorgen (offene Vorhänge, Bilder, Fernsehen, Radio, Internet)
- Sorgen für Kommunikationshilfe
- Sorgen für ein beständiges Umfeld (Tragen eines Namenschildes und mehrmaliges Vorstellen)
- Rückmeldungen geben, um den Patienten bei der Unterscheidung von Realität und Wahrnehmung zu helfen
- Orientierungshilfen geben bezüglich Ereignisse, Ort, Zeit und Person
- Vermeiden von Gesprächen in Hörweite des Patienten – Gefahr der Fehlinterpretation
- Vermeidung unnötiger Lärmquellen
- Für ungestörte Ruhe- und Schlafphasen sorgen
- Adäquate Beschäftigung anbieten
- Dokumentation der durchgeführten Maßnahmen und des Verlaufs

5.2.2 Maßnahmen lt. AVO

- Psychologische Begleitung
- Physiotherapie
- Ergotherapie
- Logopädie
- Heilpädagoge
- Sehförderung
- Frühförderung

5.3 Fördern des Wohlbefindens – Unterstützung/Beratung/Ausbildung

- Empathie
- Beachten individueller Bedürfnisse
- Beachten und nutzen vorhandener Ressourcen
- Anwesenheit signalisieren (Ansprache, Initialberührung)
- Förderung des Selbstwertgefühls
- Eigenaktivität des Patienten anregen und fördern
- Soziale Integration fördern
- Selbstständigkeit fördern
- Vertraute Gegenstände anbieten
- Unterstützen des Patienten/der Bezugsperson, wirksame Bewältigungsformen bei sensorischen Störungen zu erlernen
- Miteinbeziehen des Patienten/der Bezugsperson in die Pflege
- Erkennen von Alternativen im Umgang mit Empfindungsdefiziten
- Anleitung zur Verwendung von Hilfsmitteln
- Reize setzen, welche der Patient versteht und richtig interpretieren kann (altersentsprechend und entwicklungsbedingt)
- Kontakte zu externen Organisationen herstellen
- Entlastung der Bezugsperson

5.4 Prävention/Prophylaxe

- Aufklärung/Information über verursachende Faktoren und deren Bedeutung
- Besprechen der medikamentösen Therapie
- Vermeidung von unnötigen Reizen
- Sicherheitsvorkehrungen für zu Hause

6. Ressourcen

6.1 Der Patient ...

- teilt sich verbal/nonverbal mit
- akzeptiert die Maßnahmen inkl. der dafür notwendigen Vorgaben zur Durchführung
- äußert Verständnis
- zeigt Kooperationsbereitschaft
- erkennt Ziele und hält gemeinsame Vereinbarungen ein
- erkennt und meldet Veränderungen
- holt sich die notwendige Unterstützung
- führt Maßnahmen unter Anleitung durch
- führt Maßnahmen vollständig selbst durch
- erkennt die Grenzen der eigenen Belastbarkeit
- verfügt über ein unterstützendes soziales Umfeld
- lässt sich ablenken/motivieren
- beschreibt Symptomatik

6.2 Die Bezugsperson ...

- motiviert den Patienten und lenkt ihn bei Bedarf ab
- akzeptiert die Maßnahmen inkl. der dafür notwendigen Vorgaben zur Durchführung
- äußert Verständnis
- zeigt Kooperationsbereitschaft
- hält Vereinbarungen ein
- holt sich die notwendige Unterstützung
- führt Maßnahmen unter Anleitung durch
- führt Maßnahmen vollständig selbst durch
- erkennt und meldet Veränderungen
- erkennt die Grenzen der eigenen Belastbarkeit
- schafft bzw. verfügt über ein unterstützendes soziales Umfeld

Literatur: NANDA International (2005) NANDA-Pflegediagnosen – Definition und Klassifikation 2005–2006. Huber, Bern.
Doenges ME, Moorhouse MF, Geissler-Murr AC (2002) Pflegediagnosen und Maßnahmen. Verlag Hans Huber, Bern, 3. Auflage.

Schmerzen

Michaela Gansch, Brigitte Rauchöcker, Margret Weissenbacher

Einführung

Begriffsdefinition

Schmerz

Eine allumfassende Definition des vielschichtigen Phänomens Schmerz ist sehr schwierig. „Schmerz ist, was immer der Betroffene als Schmerz erfährt und beschreibt, wann immer er es erlebt und durch verbales und nonverbales Verhalten ausdrückt." [1]
Diese Definition wurde von uns gewählt, da sie die nonverbale Möglichkeit, dem Schmerz Ausdruck zu verleihen, inkludiert. Dies trifft aufgrund des Entwicklungsstandes besonders auf Säuglinge und Kleinstkinder zu.

Schmerzeinschätzung

Grundlage jedes wirkungsvollen Schmerzmanagements ist das Erkennen und Einschätzen der Schmerzen. Zur Verfügung stehen einerseits verhaltensbezogene und physiologische Schmerzindikatoren, andererseits verschiedene Messinstrumente. Da verhaltensbezogene Schmerzindikatoren nur teilweise eine objektive Wertung zulassen, muss ein besonderes Augenmerk neben der Beobachtung auf die Interpretation gelegt werden. Dabei ist es sinnvoll, die Ressource „Bezugsperson" als Expertin der Interpretation des Verhaltens ihres Kindes zu nützen.

Messinstrumente
Numerische Skalen/Wong-Baker-Gesichtsskala/Eland-Farbskala/Hester-Poker-Chip-Skala [2]

Empfehlung

Im Rahmen der Auseinandersetzung mit der Pflegediagnose „Schmerzen" wurden wir bei der Literaturarbeit auf Ablenkungs- und Beruhigungsstrategien für verschiedene Altersgruppen, die sich in empirischen Untersuchungen als wirksam erwiesen haben, aufmerksam.
Diese Ablenkungs- und Beruhigungsstrategien eignen sich besonders zur Anwendung durch Kinderkrankenpflegepersonen bzw. können leicht von Bezugspersonen angewandt und in die tägliche Pflege integriert werden. [3]

---

[1] McCaffery M., 1989, zitiert in: Holoch E. et al., 1999, S. 571

[2] Nähere Informationen: McCaffery M. et al. 1997, S. 368 ff oder Holoch E. et al., 1999, S. 578 f

[3] Vgl. Holoch E. et al., 1999, S. 587 f

Anmerkungen

Wo immer es möglich ist, muss die Schmerzvermeidung im Vordergrund stehen.

Sind Schmerzen nicht vermeidbar, schließen wir uns der Aussage von Rana an: „Ein unterlassener Versuch, Schmerzen zu lindern, kommt Kindesmisshandlung gleich und darf auf keinen Fall akzeptiert werden". [1]

Der Umgang mit Schmerz und Schmerzbewältigung im Umfeld des Kindes sowie bisherige Schmerzerfahrungen prägen nicht nur das kindliche Schmerzkonzept, sondern sind für das spätere Schmerzerleben von großer Bedeutung.

Erforderliche Informationen zur Einschätzung, Vermeidung und Linderung des Schmerzes sind dem Bildungsstand des Patienten/der Bezugsperson entsprechend zu formulieren.

Schwerpunkte in der Kinder- und Jugendlichenpflege

* Berücksichtigung des Alters und Entwicklungsstandes des Patienten
* Erschwerte Aufklärung
* Situationsbedingte erschwerte Kooperation mit Patient/Bezugsperson
* Indirekte Schmerzäußerung
  * Keine Unterscheidung/exakte Zuordnung des Schmerzes möglich
  * Beobachtung nonverbaler Zeichen
  * Unterscheidung von Angst
* Symptome des Patienten und Äußerungen der Bezugsperson sind durch die Pflegeperson zu interpretieren
* Erschwerte Wirksamkeitskontrolle der Therapie
* Kreative Ablenkung/Motivation
* Empathie

---

[1] McCaffery M. et al., 1997, S. 373

Akute Schmerzen

Einführung siehe Seite 133

Taxonomie 1 R: Fühlen (9.1.1/1986; R 1996)
Taxonomie 2: Wohlbehagen, körperliches Wohlbehagen (00132/1986; R 1996)
NANDA-Originalbezeichnung: „Pain, acute"
[Thematische Gliederung: Schmerz]

1. Definition

Eine unangenehme sensorische und emotionale Erfahrung, die von aktuellen oder potenziellen Gewebeschädigungen herrührt oder mit Begriffen solcher Schädigungen beschrieben werden kann (International Association on the Study of Pain); plötzlicher oder allmählicher Beginn in einer Intensität, die von leicht bis schwer reichen kann, mit einem vorhersehbaren oder vorhersagbaren Ende und einer Dauer von weniger als sechs Monaten.

2. Ätiologie*

- Verletzende Einflüsse (biologisch, chemisch, physikalisch, psychisch)
- Verletzungen (z. B. Krämpfe, Verbrennung, Verbrühung)
- Muskuloskeletäre Veränderungen (z. B. Missbildungen, Behinderung, Immobilität)
- Neuralgien
- Cardiovasculäre Veränderungen
- Entzündungen
- Tumorerkrankungen
- Amputation
- Diagnostische Eingriffe (z. B. Blutabnahmen, Lumbalpunktion)
- Therapeutische Maßnahmen (z. B. Bewegungstherapie, Medikamente, Operation, Infusion, Katheter)
- Emotionaler (= gefühlsmäßiger) Schmerz, begründet in Psyche/Spiritualität/Kultur (z. B. Trennung von der Bezugsperson/Großfamilie)
- Sensorische Überflutung
- Übermüdung
- Wissensdefizit (z. B. mangelnde Kenntnisse in Hinblick auf Techniken zur Schmerzvermeidung/-verminderung)

DD: z. B.
- Chronische Schmerzen
- Beeinträchtigte körperliche Mobilität
- Schlafentzug

---

* Achtung: Inhalt abweichend vom Original → Originaltext siehe: Doenges M.E. et al., 2002, S. 630

3. Zeichen/Symptome*

3.1 Subjektiv

- Verbale Äußerung über
  - Schmerzen

3.2 Subjektiv/objektiv

- Furcht/Panik
- Übelkeit
- Appetitlosigkeit
- Schlafstörungen

3.3 Objektiv

- Weinen/Schreien/Stöhnen/Jammern
- Schmerzverzerrtes Gesicht (z. B. matte Augen, abgekämpft)
- Bewusstseinsveränderung (Schmerz steht im Vordergrund)
- Veränderung im Verhalten und Rückzug aus sozialen Kontakten
- Starre Körperhaltung
- Motorische Unruhe
- Schlangenbewegung
- Schonhaltung
- Greifen nach bzw. Berühren des schmerzenden Punktes
- Zittern
- Abwehrbewegungen
- Veränderter Muskeltonus
- Erhöhte Herzfrequenz
- Veränderte Atmung (Frequenz, Qualität – erhöht oder erniedrigt)
- Blutdruckveränderungen
- Veränderte Hautfarbe
- Schweiß
- Erweiterte Pupillen
- Erbrechen

4. Zielsetzung

- Der Patient/die Bezugsperson ist über den zu erwartenden Schmerz informiert
- Der Patient/die Bezugsperson kennt verursachende Faktoren
- Der Patient/die Bezugsperson ist über schmerzlindernde Maßnahmen informiert
- Der Patient kann Schmerzen beschreiben und mittels Schmerzskala zuordnen
- Der Patient/die Bezugsperson beteiligt sich im Rahmen seiner/ihrer Möglichkeiten an der Behandlung

---

* Achtung: Inhalt abweichend vom Original → Originaltext siehe: Doenges M.E. et al., 2002, S. 630 f

- Der Patient/die Bezugsperson hält sich an die empfohlene Therapie
- Der Patient bleibt verletzungsfrei (z. B. keine Vergiftungserscheinung bei Überdosierung eines Schmerzmittels)
- Der Patient/die Bezugsperson erkennt schmerzlindernde Verhaltensweisen und wendet diese an
- Der Patient/die Bezugsperson kennt Methoden zur Entspannung und wendet diese an
- Der Patient erlebt eine Schmerzreduktion durch Veränderung der Schmerzwahrnehmung und Erhöhung der Schmerztoleranz
- Der Patient entspannt sich/findet Ruhe und Schlaf
- Der Patient äußert verbal Linderung und/oder Schmerzkontrolle
- Der Patient äußert verbal eine Besserung in seinem Wohlbefinden (körperliches, psychisches, soziales)
- Der Patient berichtet über Schmerzfreiheit
- Am Patienten sind Zeichen sichtbar, welche auf eine Linderung bzw. auf Schmerzfreiheit hinweisen (Verhalten wie vor Schmerz)
- Angst- und Disstressminderung
- Vitalzeichen im Normbereich Disstress
- Der Patient/die Bezugsperson kennt präventive Maßnahmen und wendet diese an

5. Maßnahmen
5.1 Erkennen/Ermitteln/Beobachten ...

- individueller Bedürfnisse/Ressourcen
- der Schmerzanamnese
  z. B.
  - Lokalisation/Stärke
  - Schmerzerfahrungen
  - individuelle Schmerzzeichen – Verhaltensweisen/verbale oder nonverbale
- von Strategien zur Schmerzbewältigung im Umfeld
  z. B.
  - Kultur/Familie
- des Schmerzes
- der Schmerzskala
  z. B.
  - Smily-Analog-Skala = SAS
  - Eland-Farbskala
- Führen des Schmerztagebuches
  z. B.
  - bei Kopfschmerz
- der Wirkung/Nebenwirkung von Medikamenten
  - Wirksamkeitskontrolle der Schmerzmedikamente
  - Erkennen medikamentöser Nebenwirkungen
- Führen des Schmerzprotokolls in Zusammenhang mit medizinischer Therapie

- der Vitalzeichen
- des Tastbefundes
- der Ursachen

5.2 Maßnahmen
5.2.1 Pflegerische Maßnahmen

- Gemeinsames Planen des Schmerzmanagements
- Einbeziehen des Patienten/der Bezugsperson in die Pflege
- Vorbereitung/Verabreichung der Medikamente
- Planung und Durchführung der nicht pharmakologischen Schmerztherapieverfahren
  z. B.
  - physikalische Maßnahmen (Kälte-/Wärmeapplikationen)
  - Lagerung
- Überwachung von Apparaten
- Mithilfe bei ärztlichen Untersuchungen und Therapien
- Dokumentation der durchgeführten Maßnahmen und des Verlaufs

5.2.2 Maßnahmen lt. AVO

- Medikamentöse Schmerztherapie
- Physikalische Schmerztherapie
- Psychologische Begleitung
- Ernährungsberatung

5.3 Fördern des Wohlbefindens – Unterstützung/Beratung/Ausbildung

- Empathie – Patient im Schmerz ernst nehmen
- Patient auffordern, sich bei Schmerzen zu melden
- Information der Bezugsperson hinsichtlich Schmerzverhalten
- Beachten individueller Bedürfnisse
- Beachten vorhandener Ressourcen
- Information des Patienten/der Bezugsperson hinsichtlich der Maßnahmen
- Therapeutische Anwendungen – Anleitung/Unterstützung/Überwachung
  und Evaluierung
- Anleitung des Patienten/der Bezugsperson in Führung eines Protokolls/Tagebuches
- Planen von entspannenden und ablenkenden Aktivitäten
  z. B.
  - Basale Stimulation®
  - Kinästhetik
  - Entspannungstechniken
- Für eine ruhige Umgebung sorgen

- Anbieten/Vermitteln professioneller Berufsgruppen zur Unterstützung
  z. B.
  - Musiktherapeut
  - Psychologe
- Kontakte zu externen Organisationen (z. B. Selbsthilfegruppen) herstellen
- Entlastung der Bezugsperson

5.4 Prävention/Prophylaxe

- Aufklärung/Information über verursachende Faktoren durch Arzt/Pflegeperson
- Aufklärung/Information über Maßnahmen zur Schmerzlinderung/-bewältigung
  z. B.
  - alternative Möglichkeiten
  - autogenes Training
  - physikalische Maßnahmen
- Aufklärung/Information über wirksame Maßnahmen zur Schmerzvermeidung/
  Schmerzreduktion und deren Anwendung
  z. B.
  - Lagerungen
  - Medikamente
- Rechtzeitige Verabreichung von Analgetika
  z. B.
  - vor Verbandwechsel
  - Emla®-Pflaster bei diagnostischen, therapeutischen Eingriffen – Venflon
  - Literatur besorgen
- Einhalten von Sicherheitsvorkehrungen

6. Ressourcen
6.1 Der Patient ...

- hat eine positive Lebenseinstellung
- lässt sich ablenken/lässt sich motivieren
- äußert Schmerzen – verbal/nonverbal
- beschreibt Schmerzen
- ordnet Schmerzen der Schmerzskala zu
- erkennt individuell wirksame Maßnahmen zur Schmerzlinderung/-bewältigung
  und wendet diese an
- akzeptiert die Maßnahmen inkl. der dafür notwendigen Vorgaben zur Durchführung
- äußert Verständnis
- zeigt Kooperationsbereitschaft
- hält Vereinbarungen ein
- holt sich selbst die notwendige Unterstützung
- führt Maßnahmen unter Anleitung durch
- führt Maßnahmen vollständig selbst durch
- erkennt und meldet Veränderungen

- hält Sicherheitsmaßnahmen ein
- erkennt die Grenzen der eigenen Belastbarkeit
- verfügt über ein unterstützendes soziales Umfeld

6.2 Die Bezugsperson ...

- motiviert den Patienten und lenkt ihn bei Bedarf ab
- erkennt Schmerzen des Patienten und leitet Informationen darüber weiter
- erkennt/akzeptiert individuell wirksame Maßnahmen zur Schmerzlinderung/-bewältigung und unterstützt bei der Anwendung
- akzeptiert die Maßnahmen inkl. der dafür notwendigen Vorgaben zur Durchführung
- äußert Verständnis
- zeigt Kooperationsbereitschaft
- hält Vereinbarungen ein
- holt sich die notwendige Unterstützung
- führt Maßnahmen unter Anleitung durch
- führt Maßnahmen vollständig selbst durch
- erkennt und meldet Veränderungen
- hält Sicherheitsmaßnahmen ein
- erkennt die Grenzen der eigenen Belastbarkeit
- schafft bzw. verfügt über unterstützendes soziales Umfeld

Literatur: NANDA International (2005) NANDA-Pflegediagnosen – Definition und Klassifikation 2005 – 2006. Huber, Bern. Doenges ME, Moorhouse MF, Geissler-Murr AC (2002) Pflegediagnosen und Maßnahmen. Verlag Hans Huber, Bern, 3. Auflage.

Chronische Schmerzen

Einführung siehe Seite 133

Taxonomie 1 R: Fühlen (9.1.1.1/1986; R 1996)
Taxonomie 2: Wohlbehagen, körperliches Wohlbehagen (00133/1986; R 1996)
NANDA-Originalbezeichnung: „Chronic Pain"
[Thematische Gliederung: Schmerz]

1. Definition

Eine unangenehme sensorische und emotionale Erfahrung, die von aktuellen oder potenziellen Gewebeschädigungen herrührt oder mit Begriffen solcher Schädigungen beschrieben
werden kann (International Association on the Study of Pain); plötzlicher oder allmählicher
Beginn in einer Intensität, die von leicht bis schwer reichen kann, mit einem nicht vorhersehbaren oder vorhersagbaren Ende und einer Dauer von mehr als sechs Monaten.

2. Ätiologie*

- Chronische physische Einschränkung
  z.B.
  - Verletzungen (z.B. Krämpfe, Verbrennung, Verbrühung)
  - muskuloskeletäre Veränderungen (z.B. Missbildungen, Behinderung, Immobilität)
  - Neuralgien
  - cardiovasculäre Veränderungen
  - Entzündungen
  - Tumorerkrankungen
  - Amputation
- Chronische psychosoziale Einschränkung
  z.B.
  - Trennung der Eltern
  - Tod der Bezugsperson
  - Missbrauch
  - Übersiedelung
- Therapeutische Maßnahmen (z.B. Bewegungstherapie)
- Wissensdefizit (z.B. mangelnde Kenntnisse in Hinblick auf Techniken zur
  Schmerzvermeidung/-verminderung)

DD: z.B.
  - Akute Schmerzen
  - Beeinträchtigte körperliche Mobilität
  - Existenzielle Verzweiflung
  - Soziale Isolation
  - Machtlosigkeit

---

* Achtung: Inhalt abweichend vom Original → Originaltext siehe: Doenges M.E. et al., 2002, S. 636

3. Zeichen/Symptome*

3.1 Subjektiv

- Verbale Äußerung über
  - Schmerzen, die länger als 6 Monate anhalten
  - Furcht vor erneuter Verletzung
  - Angst vor Medikamentenabhängigkeit

3.2 Subjektiv/objektiv

- Veränderte Fähigkeit, frühere Aktivitäten fortzuführen
- Veränderte Schlafgewohnheiten
- Erhöhter Muskeltonus

3.3 Objektiv

- Veränderung im Verhalten
- Rückzug aus sozialen Kontakten
- Persönlichkeitsveränderung (Schmerz steht im Vordergrund)
- Veränderte Gesichtszüge
- Vorsichtige Bewegungen
- Schonhaltung
- Gewichtsveränderungen

4. Zielsetzung

- Der Patient/die Bezugsperson kennt verursachende Faktoren
- Der Patient/die Bezugsperson ist über schmerzlindernde Maßnahmen informiert
- Der Patient kann Schmerzen beschreiben und mittels Schmerzskala zuordnen
- Der Patient/die Bezugsperson beteiligt sich im Rahmen seiner/ihrer Möglichkeiten an der Behandlung
- Der Patient/die Bezugsperson hält sich an die empfohlene Therapie
- Der Patient bleibt verletzungsfrei (z. B. keine Vergiftungserscheinungen bei Überdosierung, stürzt nicht)
- Der Patient/die Bezugsperson erkennt schmerzlindernde Verhaltensweisen und wendet diese an
- Der Patient/die Bezugsperson kennt Methoden zur Entspannung und wendet diese an
- Der Patient erlebt eine Schmerzreduktion durch Veränderung der Schmerzwahrnehmung und Erhöhung der Schmerztoleranz
- Der Patient entspannt sich/findet Ruhe und Schlaf
- Der Patient äußert verbal Linderung und/oder Schmerzkontrolle
- Der Patient äußert verbal eine Besserung in seinem Wohlbefinden (körperliches, psychisches, soziales)

---

* Achtung: Inhalt abweichend vom Original → Originaltext siehe: Doenges M.E. et al., 2002, S. 636 f

- Der Patient berichtet über Schmerzfreiheit
- Am Patienten sind Zeichen sichtbar, welche auf eine Linderung bzw. auf Schmerzfreiheit hinweisen (Verhalten wie vor Schmerz)
- Angst- und Disstressminderung
- Der Patient/die Bezugsperson kennt präventive Maßnahmen und wendet diese an

5. Maßnahmen
5.1 Erkennen/Ermitteln/Beobachten ...

- individueller Bedürfnisse/Ressourcen
- der Schmerzanamnese
  z.B.
  - Zeitpunkt des ersten Auftretens/Verlaufs
  - Lokalisation
  - Stärke
  - Schmerzerfahrungen
  - individuelle Schmerzzeichen – Verhaltensweisen/verbale oder nonverbale
- des Wissensstandes hinsichtlich
  z.B.
  - Schmerzentstehung
  - Einflussfaktoren
  - alternativer Möglichkeiten
- von Strategien zur Schmerzbewältigung im Umfeld
  z.B.
  - Kultur, Familie
- der Schmerzskala
  z.B.
  - Smily-Analog-Skala = SAS
  - Eland-Farbskala
- Führen des Schmerztagebuches
  z.B.
  - bei Kopfschmerz
- der Wirkung/Nebenwirkung von Medikamenten
  - Wirksamkeitskontrolle der Schmerztherapie
  - Erkennen von medikamentösen Nebenwirkungen
- Führen des Schmerzprotokolls in Zusammenhang mit medizinischer Therapie

5.2 Maßnahmen
5.2.1 Pflegerische Maßnahmen

- Gemeinsames Planen des Schmerzmanagements
- Einbeziehen des Patienten/der Bezugsperson in die Pflege
- Vorbereitung/Verabreichung der Medikamente

- Planung und Durchführung der nicht pharmakologischen Schmerztherapieverfahren z. B.
  - physikalische Maßnahmen (Kälte-/Wärmeapplikationen)
  - Lagerung
- Überwachung von Apparaten
- Mithilfe bei ärztlichen Untersuchungen und Therapie
- Dokumentation der durchgeführten Maßnahmen und des Verlaufs

5.2.2 Maßnahmen lt. AVO

- Medikamentöse Schmerztherapie
- Physikalische Schmerztherapie
- Psychologische Begleitung
- Ernährungsberatung

5.3 Fördern des Wohlbefindens – Unterstützung/Beratung/Ausbildung

- Empathie – Patient im Schmerz ernst nehmen
- Patient auffordern, sich bei Schmerzen zu melden
- Information der Bezugsperson hinsichtlich Schmerzverhalten
- Beachten individueller Bedürfnisse
- Beachten vorhandener Ressourcen
- Information des Patienten/der Bezugsperson hinsichtlich der Maßnahmen
- Therapeutische Anwendungen – Anleitung/Unterstützung/Überwachung und Evaluierung
  z. B.
  - Schmerzpumpe
- Anleitung des Patienten/der Bezugsperson in Führung eines Protokolls/Tagebuches
- Planen von entspannenden und ablenkenden Aktivitäten
  z. B.
  - Basale Stimulation®/Kinästhetik
  - Entspannungstechniken
- Anbieten/Vermitteln professioneller Berufsgruppen zur Unterstützung
  z. B.
  - Musiktherapeut
- Kontakte zu externen Organisationen (z. B. Selbsthilfegruppen) herstellen
- Entlastung der Bezugsperson

5.4 Prävention/Prophylaxe

- Aufklärung/Information über verursachende Faktoren durch Arzt/Pflegeperson
- Aufklärung/Information über Maßnahmen zur Schmerzlinderung/-bewältigung
  z.B.
  - alternative Möglichkeiten
  - autogenes Training
  - physikalische Maßnahmen
- Aufklärung/Information über wirksame Maßnahmen zur Schmerzvermeidung/
  Schmerzreduktion und deren Anwendung
  z.B.
  - Lagerungen
  - Medikamente (z.B. rechtzeitige oder kontinuierliche Verabreichung)
  - Schmerzpumpe
- Einhalten von Sicherheitsvorkehrungen

6. Ressourcen
6.1 Der Patient ...

- hat eine positive Lebenseinstellung
- lässt sich ablenken/lässt sich motivieren
- äußert Schmerzen – verbal/nonverbal
- beschreibt Schmerzen
- ordnet Schmerzen der Schmerzskala zu
- erkennt individuell wirksame Maßnahmen zur Schmerzlinderung/-bewältigung
  und wendet diese an
- akzeptiert die Maßnahmen inkl. der dafür notwendigen Vorgaben zur Durchführung
- äußert Verständnis
- zeigt Kooperationsbereitschaft
- hält Vereinbarungen ein
- holt sich die notwendige Unterstützung
- führt Maßnahmen unter Anleitung selbst durch
- führt Maßnahmen vollständig selbst durch
- erkennt und meldet Veränderungen
- hält Sicherheitsmaßnahmen ein
- erkennt die Grenzen der eigenen Belastbarkeit
- verfügt über ein unterstützendes soziales Umfeld

6.2 Die Bezugsperson ...

- motiviert den Patienten und lenkt ihn bei Bedarf ab
- erkennt Schmerzen des Patienten und leitet Informationen darüber weiter
- erkennt/akzeptiert individuell wirksame Methoden zur Schmerzlinderung/
  -bewältigung und unterstützt bei der Anwendung

- akzeptiert die Maßnahmen inkl. der dafür notwendigen Vorgaben zur Durchführung
- äußert Verständnis
- zeigt Kooperationsbereitschaft
- hält Vereinbarungen ein
- holt sich die notwendige Unterstützung
- führt Maßnahmen unter Anleitung durch
- führt Maßnahmen vollständig selbst durch
- erkennt und meldet Veränderungen
- hält Sicherheitsmaßnahmen ein
- erkennt die Grenzen der eigenen Belastbarkeit
- schafft bzw. verfügt über ein unterstützendes soziales Umfeld

Literatur: NANDA International (2005) NANDA-Pflegediagnosen – Definition und Klassifikation 2005–2006. Huber, Bern.
Doenges ME, Moorhouse MF, Geissler-Murr AC (2002) Pflegediagnosen und Maßnahmen. Verlag Hans Huber, Bern, 3. Auflage.

Übelkeit

Elisabeth Horvath, Anneliese Kröpfl, Ursula Molidor, Christa Tax

Einführung

Das Erkennen dieser Pflegediagnose stellt sich als besonders schwierig dar, da der Säugling und das Kleinkind aufgrund von alters- und entwicklungsbedingter verbaler Unfähigkeit die Übelkeit nicht benennen können. Sie äußern das Unbehagen durch nonverbale Zeichen, die eine professionelle Beobachtung durch die Pflegeperson erfordern. Der Beobachtungszeitraum spielt eine wesentliche Rolle, um die bei jedem Patienten sehr individuell auftretenden Zeichen der Übelkeit entsprechend interpretieren zu können.

Die Unterscheidung zwischen Schmerz, Angst, Panik oder Übelkeit ist in dieser Patientengruppe deshalb so diffizil, weil das symptomatische Verhalten große Ähnlichkeit aufweist.

Die Äußerung eines Kleinkindes wie „Mir ist schlecht ..." findet nicht nur Verwendung bei Übelkeit, sondern auch bei oben angeführten Problemen. Ebenso wird „Mir ist schlecht ..." eingesetzt, um etwas nicht tun zu müssen – oder aber auch, um etwas zu erreichen.

Schwerpunkte in der Kinder- und Jugendlichenpflege

- Berücksichtigung des Alters und Entwicklungszustandes des Patienten
- Erschwerte Aufklärung
- Situationsbedingte erschwerte Kooperation mit Patient/Bezugsperson
- Symptome des Patienten und Äußerungen der Bezugsperson sind von der Pflegeperson zu interpretieren
- Kreative Ablenkung/Motivation
- Fehlende alters-, entwicklungs- und situationsbedingte Wahrnehmung von Gefahren
- Neugierde in Unkenntnis der Gefahren (Kleinkind)
- Missbrauch von Alkohol, Drogen
- Imponiergehabe/Gruppendynamik
- Interaktionsstörungen
- Empathie

Übelkeit

Taxonomie 1: Fühlen (9.1.2/1998)
Taxonomie 2: Wohlbehagen, körperliches Wohlbehagen (00134/1998)
NANDA-Originalbezeichnung: „Nausea"
[Thematische Gliederung: Ernährung]

1. Definition

Unangenehme, wellenartige Empfindung im Rachen, Epigastrium oder gesamten Abdomen, die zu Erbrechen führen kann.

2. Ätiologie*

- Nebenwirkungen von Medikamenten/Drogen/Alkohol/Nikotin
- Vergiftung
- Strahlentherapie
- Parenterale Ernährung/Sondennahrung
- Postnarkotische Aufwachphase
- Vegetative Störungen
- Erhöhter Hirndruck (Tumor, Blutung, Hirnödem)
- Gleichgewichtsstörung
- Stoffwechselerkrankungen
- Infarkt/Blutdruckschwankungen
- Insuffizienz (Leber, Niere)
- Infektion/Sepsis
- Schockgeschehen
- Fehlernährung
- Fehlverhalten bei der Nahrungsaufnahme
- Reizung des Magen-Darm-Traktes
- Verzögerte Entleerung des Magens
- Gerüche/Wärme
- Schmerz
- Stress/Angst
- Belastungen im sozialen Umfeld
- Erschöpfungszustände
- Überlastung (z. B. extreme sportliche Aktivitäten)
- Schwangerschaft
- Hormonelle Schwankungen (prämenstruelle Beschwerden)
- Schlafmangel

* Achtung: Inhalt abweichend vom Original → Originaltext siehe: Doenges M.E. et al., 2002, S. 771

DD: z. B.

- Flüssigkeitsdefizit
- Diarrhö
- Schmerzen, akut/chronisch
- Obstipation
- Angst
- Überernährung/Mangelernährung

3. Zeichen/Symptome*

3.1 Subjektiv

- Verbale Äußerung über
  - Übelkeit oder verdorbenen Magen
  - Brechreiz/Ekel
  - Blähungen
  - Völlegefühl
  - Schwindel
  - Erschöpfung
  - Schmerz
  - Furcht/Panik

3.2 Subjektiv/objektiv

–

3.3 Objektiv

- Erbrechen/Würgen
- Aufstoßen
- Vermehrtes Schlucken/vermehrter Schluckauf
- Vermehrter Speichelfluss
- Ängstlicher Gesichtsausdruck
- Blässe
- Motorische Unruhe
- Unlust bei der Nahrungsaufnahme
- Appetitmangel
- Gewichtsverlust
- Verminderte körperliche Aktivität
- Interessenslosigkeit
- Schweißausbruch
- Kalte, feuchte Haut
- Verändertes Atemmuster
- Tachykardie
- Sozialer Rückzug

---

* Achtung: Inhalt abweichend vom Original → Originaltext siehe: Doenges M.E. et al., 2002, S. 771

4. Zielsetzung

- Der Patient/die Bezugsperson kennt verursachende Faktoren, welche die Übelkeit auslösen
- Der Patient/die Bezugsperson ist in der Lage, die Situation, Risikofaktoren sowie die Pflegetherapie und Sicherheitsmaßnahmen zu verstehen
- Der Patient/die Bezugsperson ist bereit, die Pflegetherapie aktiv zu unterstützen
- Der Patient/die Bezugsperson beteiligt sich im Rahmen seiner/ihrer Möglichkeiten an der Behandlung
- Der Patient/die Bezugsperson hält sich an die empfohlene Therapie
- Der Patient kommt mit der Übelkeit zurecht und ist in der Lage, so viel Nahrung zu sich zu nehmen, dass er das Körpergewicht halten bzw. steigern kann
- Der Patient nimmt ausreichend Flüssigkeit zu sich
- Der Patient äußert verbal eine Besserung in seinem Wohlbefinden (körperliches, psychisches und soziales)
- Der Patient berichtet über Verminderung der Übelkeit bzw. ist frei von Übelkeit
- Am Patienten sind Zeichen sichtbar, welche auf eine Linderung bzw. auf Beschwerdefreiheit hindeuten
- Der Patient/die Bezugsperson verständigt die Pflegeperson, wenn sich die Symptome ändern
- Der Patient berichtet über eine Reduzierung von Angst und Stress
- Am Patienten sind Zeichen sichtbar, welche auf eine Reduzierung von Angst und Stress hindeuten
- Der Patient/die Bezugsperson kennt präventive Maßnahmen, um der Übelkeit vorzubeugen

5. Maßnahmen
5.1 Erkennen/Ermitteln/Beobachten ...

- individueller Bedürfnisse/Ressourcen
- des Wissensstandes des Patienten/der Bezugsperson hinsichtlich der vorliegenden Übelkeit und Behandlung
- ursächlicher/beeinflussender Faktoren
- des Zeitpunktes hinsichtlich Auftreten und Häufigkeit der Beschwerden
- des Ausmaßes der physischen und psychischen Beeinträchtigung
- des Patienten postoperativ auf Veränderungen des Zustandes (besonders nach Eingriffen im Bauchraum und im HNO-Bereich)
- der Reaktion während und nach Verabreichung von Sondennahrung/parenteraler Nahrung
- von Symptomen, die der Übelkeit vorausgehen
- der Dauer der Übelkeit (kurzfristig, langanhaltend)
- von Situationen, die der Patient als ekelerregend, angstauslösend oder bedrohlich empfindet (z. B. Blutabnahme, Erbrechen bei anderen Patienten)
- des Ernährungszustandes

- der Wirkung/Nebenwirkung von Medikamenten
  - Wirksamkeitskontrolle der medikamentösen Therapie
  - Erkennen medikamentöser Nebenwirkungen
- der Laborwerte

5.2 Maßnahmen

5.2.1 Pflegerische Maßnahmen

- Einbeziehen des Patienten/der Bezugsperson in die Pflege
- Vorbereitung/Verabreichung der Medikamente
- Bereitstellen von Pflegeutensilien (z.B. Nierentasse, Tücher)
- Basale Stimulation®
- Für möglichst ruhige Umgebung sorgen
- Für Ablenkung sorgen (z.B. entspannende Maßnahmen, Beschäftigungstherapie)
- Lagerungen/Umlagerungen
- Vermeidung von intensiven störenden Gerüchen (z.B. Küchendunst, Parfüm, Blumen)
- Ausgewogenes Raumklima/Frischluftzufuhr
- Physikalische Maßnahmen zur Bekämpfung der Übelkeit (z.B. kalte Umschläge)
- Überwachung des Patienten mit Hilfe von Apparaten (Vitalparameter)
- Sicherheit vermitteln (Angst reduzieren, Zuwendung, Unterstützung)
- Individuell angepasste Nahrungszufuhr (z.B. Geschwindigkeit bei Sondennahrung)
- Kleine, häufigere Mahlzeiten über den Tag verteilt anbieten
- Appetitförderndes Anrichten von Speisen
- Saugerlochgröße anpassen
- Mundhygiene zur Beseitigung von schlechtem Geschmack
- Zeitliche Abstimmung zwischen Medikamentengabe (z.B. Zytostatika) und Nahrungsaufnahme
- Behutsame postoperative Mobilisierung
- Mithilfe bei ärztlichen Untersuchungen und Therapien
- Dokumentation der durchgeführten Maßnahmen und des Verlaufs

5.2.2 Maßnahmen lt. AVO

- Medikamentöse Therapie
- Bestimmung des Restvolumens (Magenrest)
- Physikalische Therapie
- Psychologische Begleitung
- Ernährungsberatung

5.3 Fördern des Wohlbefindens – Unterstützung/Beratung/Ausbildung

- Beachten individueller Bedürfnisse
- Beachten vorhandener Ressourcen
- Information des Patienten/der Bezugsperson hinsichtlich Maßnahmen
- Empathie
  - Patient in seinem Unwohlsein ernst nehmen
- Patient/Bezugsperson motivieren, sich bei Problemen zu melden
- Information des Patienten/der Bezugsperson hinsichtlich Verhalten bei Übelkeit
- Therapeutische Anwendungen – Anleitung/Unterstützung/Überwachung und Evaluierung der Wirksamkeit
- Anleitung des Patienten/der Bezugsperson in Führung eines Protokolls/Tagebuches
- Planen von entspannenden und ablenkenden Aktivitäten (z. B. Entspannungstechniken, Beschäftigungstherapie)
- Anbieten/Vermitteln professioneller Berufsgruppen zur Unterstützung z. B.
  - Diätassistent
  - Psychologe
  - Kindergärtner, CliniClowns
- Entlastung der Bezugsperson

5.4 Prävention/Prophylaxe

- Aufklärung/Information über verursachende Faktoren
- Aufklärung/Information über Risikofaktoren
- Aufklärung/Information über wirksame Maßnahmen zur Risikovermeidung und deren Anwendung
  z. B.
  - autogenes Training/Entspannungsübungen
  - physikalische Maßnahmen
  - Lagerung
- Rechtzeitige Verabreichung von Medikamenten zur Reduzierung/Vermeidung von Übelkeit
- Reduktion der Nebenwirkung von Übelkeit hervorrufenden Medikamenten
  z. B.
  - langsame Verabreichung von Schmerzmedikamenten
  - Koordination der Medikamentengabezeiten mit der Nahrungsaufnahme
- Einhalten von Sicherheitsvorkehrungen

6. Ressourcen
6.1 Der Patient ...

- lässt sich ablenken/lässt sich motivieren
- teilt sich verbal/nonverbal mit
- akzeptiert die Maßnahmen inkl. der dafür notwendigen Vorgaben zur Durchführung
- äußert Verständnis
- zeigt Kooperationsbereitschaft
- hält Vereinbarungen ein
- holt sich selbst die notwendige Unterstützung
- erkennt individuelle Risikofaktoren
- führt Maßnahmen unter Anleitung durch
- führt Maßnahmen vollständig selbst durch
- hält Sicherheitsmaßnahmen ein
- erkennt die Grenzen der eigenen Belastbarkeit
- verfügt über ein unterstützendes soziales Umfeld

6.2 Die Bezugsperson ...

- motiviert den Patienten und lenkt ihn ab
- akzeptiert die Pflegemaßnahmen inkl. der dafür notwendigen Vorgaben zur Durchführung
- äußert Verständnis
- zeigt Kooperationsbereitschaft
- hält Vereinbarungen ein
- holt sich die notwendige Unterstützung
- erkennt Risikofaktoren
- führt Maßnahmen unter Anleitung durch
- führt Maßnahmen vollständig selbst durch
- bietet kleine Mengen Essen an
- wählt das richtige Saugerloch
- erkennt und meldet Veränderungen
- hält Sicherheitsmaßnahmen ein
- erkennt Grenzen der eigenen Belastbarkeit
- schafft bzw. verfügt über ein unterstützendes soziales Umfeld

Literatur: NANDA International (2005) NANDA-Pflegediagnosen – Definition und Klassifikation 2005 – 2006. Huber, Bern.
Doenges ME, Moorhouse MF, Geissler-Murr AC (2002) Pflegediagnosen und Maßnahmen. Verlag Hans Huber, Bern, 3. Auflage.

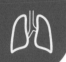

Atmung

Edith Böhm, Johanna Göb, Brigitte Krenn, Angelika Krutil, Burgi Osl

Einführung

Aufgrund der alters- und entwicklungsbedingten verbalen Einschränkung ist die kompetente Beobachtung und Interpretation jeglicher Abweichung des physiologischen Atemmusters die Grundlage zur Erstellung der Pflegediagnosen „Unwirksame Selbstreinigungsfunktion der Atemwege" sowie „Unwirksamer Atemvorgang".

Schwerpunkte in der Kinder- und Jugendlichenpflege

- Berücksichtigung des Alters und Entwicklungsstandes des Patienten
- Erschwerte Aufklärung
- Situationsbedingte erschwerte Kooperation mit Patient/Bezugsperson
- Symptome des Patienten und Äußerungen der Bezugsperson sind von der Pflegeperson zu interpretieren
- Kreative Ablenkung/Motivation
- Angeborene Missbildungen
- Entwicklungsbedingte Proportionen
- Unreife des Atemzentrums
- Schlechte Saug-, Schluck- und Atemkoordination
- Nasenatmung
- Alters- und/oder entwicklungsbedingte Unfähigkeit der Nasenreinigung
- Entwicklungsbedingte Neugierde in Unkenntnis der Gefahren (z. B. Fremdkörper)
- Empathie

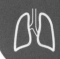

Unwirksame Selbstreinigungs-funktion der Atemwege[1]

Einführung siehe Seite 154

Taxonomie 1 R: Austauschen (1.5.1.2/1980; R 1996; R 1998)
Taxonomie 2: Sicherheit/Schutz, Körperverletzung (00031/1980; R 1996; R 1998)
NANDA-Originalbezeichnung: „Ineffective Airway Clearance"
[Thematische Gliederung: Atmung]

1. Definition

Ein Zustand, bei dem ein Mensch unfähig ist, Sekrete oder Hindernisse des Respirationstraktes zu entfernen, um die Atemwege offen zu halten.

2. Ätiologie*

- Tracheobronchiale Infektion (z. B. Subglottische Laryngitis, Epiglottitis)
- Obstruktion
- Vermehrte zähflüssige Sekretion
- Unproduktiver Husten
- Anschwellung der Nasenschleimhaut bei Säuglingen
- Adenoide
- Allergien
- Exogene Faktoren (z. B. Tracheostoma)
- Fremdkörper
- Trauma
- Veränderter Bewusstseinszustand
- Wahrnehmungsstörung (z. B. nach Lungentransplantation)
- Erschöpfung/verminderte Kraft/Müdigkeit/Immobilität
- Medikamente (z. B. Antikonvulsiva)
- Schmerzen

DD: z. B.
- unwirksamer Atemvorgang

3. Zeichen/Symptome*

- Verbale Äußerung über
  - Probleme bei der Atmung

---

[1] Originaltext: „Unwirksame Selbstreinigungsfunktion der (unteren) Atemwege"

* Achtung: Inhalt abweichend vom Original → Originaltext siehe: Doenges M.E. et al., 2002, S. 642 f

3.2 Subjektiv/objektiv

* Erschöpfung
* Furcht/Panik
* Kurzatmigkeit

3.3 Objektiv

* Abnorme Atemgeräusche (z. B. Pfeifen, Rasseln, Knistern, Giemen, Stridor)
* Husten, mit oder ohne Sputum
* Vermehrte, zähflüssige Sekretion
* Atemveränderungen (z. B. Qualität, Frequenz, Tiefe, Rhythmus)
* Zyanose
* Hyperkapnie (Erhöhung des arteriellen CO_2-Partialdrucks)
* Hypoxie
* Nasenflügeln/Nasenflügelatmung
* Lippenbremse
* Gebrauch der Atemhilfsmuskulatur (z. B. Kutscherstellung)
* Atemnot/Erstickungsanfälle
* Tachykardie
* Verminderte Nahrungs- und/oder Flüssigkeitsaufnahme (z. B. Keuchhusten, reduzierter Allgemeinzustand)

4. Zielsetzung

* Der Patient/die Bezugsperson kennt verursachende Faktoren
* Der Patient/die Bezugsperson ist über Maßnahmen zum Freihalten der Atemwege informiert
* Der Patient/die Bezugsperson beteiligt sich im Rahmen seiner/ihrer Möglichkeiten an der Behandlung
* Der Patient/die Bezugsperson hält sich an die empfohlene Therapie
* Der Patient/die Bezugsperson erkennt mögliche Komplikationen und ergreift entsprechende Maßnahmen
* Der Patient bleibt verletzungsfrei
* Der Patient/die Bezugsperson kennt Methoden zur Entspannung und wendet diese an
* Der Patient entspannt sich/findet Ruhe
* Der Patient äußert verbal eine Besserung in seinem Wohlbefinden (körperliches, psychisches, soziales)
* Der Patient berichtet über Beschwerdefreiheit
* Am Patienten sind Zeichen sichtbar, welche auf eine Linderung bzw. auf Beschwerdefreiheit hindeuten (Verhalten wie vor der Erkrankung)
* Angst-, Disstressminderung
* Der Patient hat freie Atemwege
* Der Patient ist frei von Atemgeräuschen
* Der Patient kennt und führt Abhusttechniken durch

- Der Patient hustet effektiv ab
- Vitalzeichen im Normbereich
- Der Patient/die Bezugsperson zeigt angepasste Bewältigungsformen
- Der Patient/die Bezugsperson kennt präventive Maßnahmen, um die Atemwege freizuhalten, und wendet diese an

5. Maßnahmen
5.1 Erkennen/Ermitteln/Beobachten …

- individueller Bedürfnisse/Ressourcen
- des Wissensstandes des Patienten/der Bezugsperson hinsichtlich der Erkrankung und Behandlung
- des Atemstatus
  z. B.
  - Geräusche
  - Tiefe
  - Rhythmus
  - Zyanose
  - Sekretbildung
- der Vitalzeichen
- von Zeichen der Atemnot
- von Angstzuständen/Bewusstseinslage
  z. B.
  - Unruhe
  - „Quengeln" und „Schreien" interpretieren
- des Flüssigkeitshaushaltes
  z. B.
  - Schwitzen
- der Wirkung/Nebenwirkung von Medikamenten
  - Wirksamkeitskontrolle der medikamentösen Therapie
  - Diagnose medikamentöser Nebenwirkungen
- der Laborwerte

5.2 Maßnahmen
5.2.1 Pflegerische Maßnahmen

- Einbeziehen des Patienten/der Bezugsperson in die Pflege
- Vorbereitung/Verabreichung der Medikamente
- Atemerleichternde Maßnahmen
  z. B.
  - Oberkörper hochlagern
- Atemstimulierende Einreibung nach dem Konzept der Basalen Stimulation® in der Pflege
- Leichte, nicht blähende Kost
- Nahrungsverabreichung nach der Inhalation

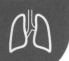

- Wiederholtes Anbieten von kleinen Mahlzeiten – wenn nötig, bei Säuglingen nachsondieren
- Vermehrte Flüssigkeitszufuhr
- Physikalische Schmerzlinderung
- Patient zum Aushusten motivieren
- Absaugen
- Ausreichende Belüftung des Raumes/Frischluft
- Luftbefeuchtung
- Überwachung von Apparaten
- Mithilfe bei ärztlichen Untersuchungen und Therapien
- Dokumentation der durchgeführten Maßnahmen und des Verlaufs

5.2.2 Maßnahmen lt. AVO

- Flüssigkeitsbilanz
- Verabreichung von O_2
- Laboranalysen
- Auskultation
- Physikalische Maßnahmen
  z. B.
  - Lagerung
  - Abklopfen
- Medikamentöse Therapie
- Überwachung des Patienten mit Hilfe von Geräten

5.3 Fördern des Wohlbefindens – Unterstützung/Beratung/Ausbildung

- Empathie
- Beachten der individuellen Bedürfnisse
- Beachten vorhandener Ressourcen
- Information des Patienten/der Bezugsperson hinsichtlich der Maßnahmen
- Hilfestellung bei der Auswurfförderung
- Therapeutische Anwendungen – Anleitung/Unterstützung/Überwachung und Evaluierung
  z. B.
  - Atemtherapie/Atemschulung
  - Lagerung
  - Medikamenteneinnahme
- Planen von entspannenden und ablenkenden Aktivitäten
  z. B.
  - Basale Stimulation®
- Bewahren einer ruhigen Haltung beim Umgang mit Patient/Bezugsperson – Säuglingen das Gefühl der Geborgenheit und Ruhe vermitteln (Hautkontakt)
- Koordination der Pflegemaßnahmen/Ruhephasen
- Für eine ruhige Umgebung sorgen

- Anbieten/Vermitteln professioneller Berufsgruppen zur Unterstützung

  z. B.
  - Physiotherapeut
- Kontakte zu externen Organisationen (z. B. Hauskrankenpflege, Selbsthilfegruppen) herstellen
- Entlastung der Bezugsperson

5.4 Prävention/Prophylaxe

- Aufklärung/Information über Risikofaktoren
  - Passives oder aktives Zigarettenrauchen
  - Schimmelpilze und Feuchtigkeit in Schlafräumen
  - Straßenverkehr (Abgase)
  - Allergene (z. B. Staub, Tiere, Teppich)
  - Größere Menschenansammlung in geschlossenen Räumen meiden
- Aufklärung/Information über wirksame Maßnahmen zur Risikovermeidung und deren Anwendung

  z. B.
  - Säuglinge mit behinderter Nasenatmung nicht durch zu viele Trinkversuche überfordern
- Einhalten von Sicherheitsvorkehrungen

  z. B.
  - bei speziellen Lagerungen
  - hohe Luftbefeuchtung bei Epiglottitis
  - kleine Fremdkörper außerhalb der Reichweite von kleinen Kindern aufbewahren

6. Ressourcen
6.1 Der Patient ...

- lässt sich ablenken/lässt sich motivieren
- teilt sich verbal/nonverbal mit
- kann Atemprobleme beschreiben
- erkennt individuell wirksame Maßnahmen zur Atemerleichterung und wendet diese an
- akzeptiert die Maßnahmen inkl. der dafür notwendigen Vorgaben zur Durchführung
- äußert Verständnis
- zeigt Kooperationsbereitschaft
- hält Vereinbarungen ein
- holt sich die notwendige Unterstützung
- führt Maßnahmen unter Anleitung durch
- führt Maßnahmen vollständig selbst durch
- hält Sicherheitsmaßnahmen ein
- erkennt und meldet Veränderungen
- erkennt die Grenzen der eigenen Belastbarkeit
- verfügt über ein unterstützendes soziales Umfeld

6.2 Die Bezugsperson ...

- motiviert den Patienten und lenkt ihn bei Bedarf ab
- erkennt Atemprobleme des Patienten und meldet diese
- erkennt/akzeptiert individuell wirksame Maßnahmen zur Atemerleichterung und unterstützt die Anwendung
- akzeptiert die Maßnahmen inkl. der dafür notwendigen Vorgaben zur Durchführung
- äußert Verständnis
- zeigt Kooperationsbereitschaft
- hält Vereinbarungen ein
- holt sich die notwendige Unterstützung
- führt Maßnahmen unter Anleitung durch
- führt Maßnahmen vollständig selbst durch
- hält Sicherheitsmaßnahmen ein
- erkennt die Grenzen der eigenen Belastbarkeit
- schafft bzw. verfügt über ein unterstützendes soziales Umfeld

Literatur: NANDA International (2005) NANDA-Pflegediagnosen – Definition und Klassifikation 2005–2006. Huber, Bern.
    Doenges ME, Moorhouse MF, Geissler-Murr AC (2002) Pflegediagnosen und Maßnahmen. Verlag Hans Huber, Bern, 3. Auflage.

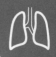

Unwirksamer Atemvorgang

Einführung siehe Seite 154

Taxonomie 1 R: Austauschen (1.5.1.3/1980; R 1996; R 1998)
Taxonomie 2: Aktivität/Ruhe, kardiovaskuläre/pulmonale Reaktionen
(00032/1980; R 1996; R 1998)
NANDA-Originalbezeichnung: „Ineffective Breathing Pattern"
[Thematische Gliederung: Atmung]

1. Definition

Inspirations- und/oder Expirationsvorgang, der nicht zu einer adäquaten Belüftung der
Lungen führt.

2. Ätiologie*

- Angeborene Missbildungen
- Bronchopulmonale Dysplasie
- Neuromuskuläre Erkrankungen (z.B. Morbus Duchenne)
- Muskuloskeletale Beeinträchtigung (z.B. Skoliose)
- Angst
- Schmerz
- Wahrnehmungs-/Bewusstseinsstörung
- Verminderte Kraft/Müdigkeit
- Obstruktion
- Medikamente
- Allergien

DD: z. B.
- unwirksame Selbstreinigungsfunktion der Atemwege

3. Zeichen/Symptome*
3.1 Subjektiv

- Verbale Äußerung über
  - Probleme bei der Atmung

---

* Achtung: Inhalt abweichend vom Original → Originaltext siehe: Doenges M.E. et al., 2002, S. 167 f

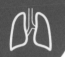

3.2 Subjektiv/objektiv

- Erschöpfung
- Furcht/Panik
- Kurzatmigkeit

3.3 Objektiv

- Schwitzen
- Periorale Zyanose
- Dyspnoe
- Tachypnoe
- Husten
- Atemveränderungen (Qualität, Frequenz, Tiefe, Rhythmus)
- Abnorme Atemgeräusche (z. B. Pfeifen, Rasseln, Knistern, Giemen, Stridor)
- Exkursion des Brustkorbes
- Nasenflügeln, Nasenflügelatmung
- Gebrauch der Atemhilfsmuskulatur (z. B. interkostale Einziehungen, Einnahme der Dreipunktestellung)
- Atmen mit Lippenbremse, dadurch verlängerte Expirationsphase
- Unruhe
- Veränderte Blutgaswerte
    - Apathie durch CO_2-Anstieg
    - Cyanose
- Peak-flow-Messung
- Fassthorax
- Tachykardie
- Verminderte Nahrungs- und/oder Flüssigkeitsaufnahme

4. Zielsetzung

- Der Patient/die Bezugsperson kennt verursachende Faktoren
- Der Patient/die Bezugsperson ist über Maßnahmen zur Atemerleichterung informiert
- Der Patient/die Bezugsperson beteiligt sich im Rahmen seiner/ihrer Möglichkeiten an der Behandlung
- Der Patient/die Bezugsperson hält sich an die empfohlene Therapie
- Der Patient/die Bezugsperson erkennt mögliche Komplikationen und ergreift entsprechende Maßnahmen
- Der Patient bleibt verletzungsfrei
- Der Patient/die Bezugsperson kennt Methoden zur Entspannung und wendet diese an
- Der Patient entspannt sich/findet Ruhe
- Der Patient äußert verbal eine Besserung in seinem Wohlbefinden (körperliches, psychisches, soziales)
- Der Patient berichtet über Beschwerdefreiheit

- Am Patienten sind Zeichen sichtbar, welche auf eine Linderung bzw. auf Beschwerdefreiheit hindeuten (Verhalten wie vor der Erkrankung)
- Angst-, Disstressminderung
- Der Patient atmet wirksam (z. B. rosige Hautfarbe, normale Gaswerte und Sauerstoffsättigung)
- Der Patient ist frei von Atemgeräuschen
- Vitalzeichen im Normbereich
- Der Patient/die Bezugsperson zeigt angepasste Bewältigungsformen
- Der Patient/die Bezugsperson kennt präventive Maßnahmen, um eine physiologische Atmung zu gewährleisten, und wendet diese an

5. Maßnahmen

5.1 Erkennen/Ermitteln/Beobachten ...

- individueller Bedürfnisse/Ressourcen
- des Wissensstandes des Patienten/der Bezugsperson hinsichtlich der Erkrankung und Behandlung
- des Atemvorganges im Wach-/Schlafzustand

  z. B.
  - Mundatmung, Schnarchen
  - Tachypnoe
  - Cheyne-Stokes-Atmung
  - andere abweichende Atemmuster
- **von Zeichen der Atemnot**

  z. B.
  - Kribbeln in den Fingern
  - Nasenflügeln
  - Hautfarbe
  - Transpiration
  - überstreckte Kopfhaltung
- **von Angstzuständen/Bewusstseinslage**

  z. B.
  - Unruhe
  - „Quengeln" und „Schreien" interpretieren
- **der Vitalzeichen**
- **des Flüssigkeitshaushaltes**

  z. B.
  - Perspiration insensibilis
- **der Wirkung/Nebenwirkung von Medikamenten**
  - Wirksamkeitskontrolle der medikamentösen Therapie
  - Diagnose medikamentöser Nebenwirkungen
- **der Laborwerte**

5.2 Maßnahmen

5.2.1 Pflegerische Maßnahmen

- Einbeziehen des Patienten/der Bezugsperson in die Pflege
- Vorbereitung/Verabreichung der Medikamente
- Oberkörperhochlagerung und unterstützende Lagerung zum erleichternden Einsatz der Atemhilfsmuskulatur
  z.B.
  - Bauchlagerung mit Windelrolle beim Säugling
- Atemstimulierende Einreibung nach dem Konzept der Basalen Stimulation® in der Pflege
- Leichte, nicht blähende Kost anbieten
- Nahrungsverabreichung nach der Inhalation
- Wiederholtes Anbieten von kleinen Mahlzeiten – wenn nötig, bei Säuglingen nachsondieren
- Physikalische Schmerzlinderung
- Absaugen
- Unterstützung des Patienten
  z.B.
  - durch Anleitung zu langsameren/tieferen Atemzügen
  - Gebrauch der Lippenbremse
  - falls nötig, Gegendruck auf Brustkorb geben
- Ausreichende Belüftung des Raumes/Frischluft
- Luftbefeuchtung
- O_2-Verabreichung
- Überwachung von Apparaten (z. B. Apnoemonitor, Whisperflow, Zwerchfellstimulator, Schaukelbett)
- Mithilfe bei ärztlichen Untersuchungen und Therapien
- Dokumentation der durchgeführten Maßnahmen und des Verlaufs

5.2.2 Maßnahmen lt. AVO

- Flüssigkeitsbilanz
- Verabreichung von O_2
- Laboranalysen
- Auskultation
- Überwachung des Patienten mit Hilfe von Geräten
  z.B.
  - Apnoemonitor/Pulsoxymeter/OCRG
- Lungenfunktion – Atemzugsvolumen
- Medikamentöse Therapie

5.3 Fördern des Wohlbefindens – Unterstützung/Beratung/Ausbildung

- Empathie
- Beachten der individuellen Bedürfnisse
- Beachten vorhandener Ressourcen
- Information des Patienten/der Bezugsperson hinsichtlich der Maßnahmen
- Therapeutische Anwendungen – Anleitung/Unterstützung/Überwachung und Evaluierung

  z. B.
  - Atemtherapie/Atemschulung
  - Lagerung
  - Medikamenteneinnahme
- Planen von entspannenden und ablenkenden Aktivitäten

  z. B.
  - Entspannungstechniken
- Bewahren einer ruhigen Haltung beim Umgang mit Patient/Bezugsperson – Säuglingen das Gefühl der Geborgenheit und Ruhe vermitteln (Hautkontakt)
- Koordination der Pflegemaßnahmen/Ruhephasen
- Anbieten/Vermitteln professioneller Berufsgruppen zur Unterstützung

  z. B.
  - Physiotherapeut
- Kontakte zu externen Organisationen (z. B. Hauskrankenpflege, Selbsthilfegruppen) herstellen
- Entlastung der Bezugsperson

5.4 Prävention/Prophylaxe

- Aufklärung/Information über Risikofaktoren
  - Zusammenhang zwischen Zigarettenrauchen und Atemfunktion
  - Schimmelpilze und Feuchtigkeit in Schlafräumen
  - Straßenverkehr (Abgase)
  - Allergene (z. B. Staub, Tiere, Teppich)
- Aufklärung/Information über wirksame Maßnahmen zur Risikovermeidung und deren Anwendung
- Aufklärung/Information über wirksame Maßnahmen zur Atemerleichterung und deren Anwendung

  z. B.
  - kräftesparende Atemtechniken
  - Einteilung von Aktivitäten (Tagesplan)
- Einhalten von Sicherheitsvorkehrungen

  z. B.
  - bei speziellen Lagerungen
- Mobilisation

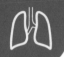

6. Ressourcen
6.1 Der Patient ...

- lässt sich ablenken/lässt sich motivieren
- teilt sich verbal/nonverbal mit
- erkennt Warnsignale (z.B. verändertes Atemmuster, Atemgeräusche) und kann Atemprobleme beschreiben
- erkennt individuell wirksame Maßnahmen zur Atemerleichterung und wendet diese an
- akzeptiert die Maßnahmen inkl. der dafür notwendigen Vorgaben zur Durchführung
- äußert Verständnis
- zeigt Kooperationsbereitschaft
- hält Vereinbarungen ein
- holt sich die notwendige Unterstützung
- führt Maßnahmen unter Anleitung durch
- führt Maßnahmen vollständig selbst durch
- hält Sicherheitsmaßnahmen ein
- erkennt und meldet Veränderungen
- erkennt die Grenzen der eigenen Belastbarkeit
- verfügt über ein unterstützendes soziales Umfeld

6.2 Die Bezugsperson ...

- motiviert den Patienten und lenkt ihn bei Bedarf ab
- erkennt Atemprobleme des Patienten und meldet diese
- erkennt/akzeptiert individuell wirksame Maßnahmen zur Atemerleichterung und unterstützt die Anwendung
- akzeptiert die Maßnahmen inkl. der dafür notwendigen Vorgaben zur Durchführung
- äußert Verständnis
- zeigt Kooperationsbereitschaft
- hält Vereinbarungen ein
- holt sich die notwendige Unterstützung
- führt Maßnahmen unter Anleitung durch
- führt Maßnahmen vollständig selbst durch
- hält Sicherheitsmaßnahmen ein
- erkennt die Grenzen der eigenen Belastbarkeit
- schafft bzw. verfügt über ein unterstützendes soziales Umfeld

Literatur: NANDA International (2005) NANDA-Pflegediagnosen – Definition und Klassifikation 2005 – 2006. Huber, Bern. Doenges ME, Moorhouse MF, Geissler-Murr AC (2002) Pflegediagnosen und Maßnahmen. Verlag Hans Huber, Bern, 3. Auflage.

Aspirationsgefahr

Elisabeth Horvath, Anneliese Kröpfl, Ursula Molidor, Christa Tax

Einführung

Speziell im Säuglings- und Kleinkindalter kann eine gute Aufklärung der Bezugsperson über Risikofaktoren die Häufigkeit und/oder die Schwere der Aspiration vermindern.

Die präventiven Maßnahmen, wie entsprechendes Handling bei der Nahrungsverabreichung, Einhalten von Sicherheitsvorkehrungen und professionelle Beobachtung des Patienten, tragen wesentlich zur Risikovermeidung bei.

Schwerpunkte in der Kinder- und Jugendlichenpflege

In der Kinder- und Jugendlichenpflege unterscheidet sich diese Risikopflegediagnose von den Erwachsenen in fünf wesentlichen Punkten:

- bei Früh- und Neugeborenen durch die Unreife des Mageneinganges
- durch die Saug-, Schluck- und Atemkoordinationsstörung
- durch fehlendes Verständnis für ruhiges Sitzen beim Essen
- durch fehlende alters-, entwicklungs- und situationsbedingte Wahrnehmung von Gefahren
- bei der Arzneimittelverabreichung durch fehlende Kooperation, fehlendes Verständnis, erschwerte Aufklärung

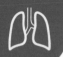

Aspirationsgefahr

Taxonomie 1 R: Austauschen (1.6.1.4/1988)
Taxonomie 2: Sicherheit/Schutz, Körperverletzung, Aspiration (00039/1988)
NANDA-Originalbezeichnung: „Risk for Aspiration"
[Thematische Gliederung: Atmung]

1. Definition

Gefahr des Eindringens von Sekreten, Flüssigkeiten oder festen Stoffen aus Magen, Rachen und Mund in den tracheobronchialen Raum (aufgrund von gestörten oder fehlenden normalen Schutzmechanismen).

2. Risikofaktoren*

- Unreife des Mageneinganges
- Erhöhter Magendruck
- Gestörte Magenmotorik
- Sondenernährung/Sondenlage
- Situationen, die eine Oberkörperhochlagerung nicht möglich machen (Schwäche, Lähmungen)
- Verminderter Bewusstseinszustand
- Tracheotomie oder liegender endotrachealer Tubus
- Arzneimittelverabreichung (oral)
- Operation oder Trauma im Gesichts-/Mund-/Halsbereich
- Verdrahteter Kiefer
- Erhöhter Restmageninhalt
- Gastrointestinale Sonde
- Verminderter Husten- und Würgereflex
- Verminderte gastrointestinale Motilität
- Verzögerte Entleerung des Magens
- Saug-/Schluck-/Atemkoordinationsstörung
- Gastroösophagealer Reflux
- Zu viel (mengenmäßige) Nahrungszufuhr
- Schluckstörungen
- Gestörte Motorik (z. B. Spastiker)
- Erbrechen
- Turnen während des Essens (zappelige Kinder)
- Zu großes Saugerloch
- Nicht altersentsprechendes Spielzeug (z. B. kleine Bausteine, Plastikteilchen)
- Nicht altersentsprechende Nahrungszufuhr durch Unwissenheit/Eifersucht junger Geschwister (füttern das Baby – „das Baby soll das Gleiche essen wie ich")

---

* Achtung: Inhalt abweichend vom Original → Originaltext siehe: Doenges M.E. et al., 2002, S. 162 f

DD: z. B.

- unwirksamer Atemvorgang
- Erstickungsgefahr
- Schluckstörung
- Saug-/Schluckstörung des Säuglings

3. Zielsetzung

- der Patient/die Bezugsperson erkennt die ursächlichen Faktoren
- der Patient/die Bezugsperson zeigt die Fähigkeit, mit der Situation umzugehen und äußert das Gefühl des Selbstvertrauens
- der Patient/die Bezugsperson beteiligt sich im Rahmen seiner/ihrer Möglichkeiten an der Behandlung
- der Patient/die Bezugsperson hält sich an die empfohlene Therapie
- der Patient/die Bezugsperson zeigt im Umgang mit der Magensonde (Legen, Fixieren, Sondieren und Entfernen) Sicherheit
- der Patient/die Bezugsperson erkennt Zeichen und Symptome, welche eine medizinische Therapie erforderlich machen, und ergreift entsprechende Maßnahmen
- der Patient/die Bezugsperson verständigt die Pflegeperson, wenn sich die Symptome verändern
- der Patient/die Bezugsperson beherrscht Techniken, um eine Aspiration zu verhindern und/oder zu korrigieren
- der Patient äußert verbal/nonverbal eine Besserung in seinem Wohlbefinden (körperliches, psychisches, soziales)
- der Patient/die Bezugsperson berichtet über Verminderung der Symptome/Beschwerden bzw. über Beschwerdefreiheit
- der Patient aspiriert nicht, dies zeigt sich durch geräuschfreie Atmung
- der Patient/die Bezugsperson kennt präventive Maßnahmen, um der Aspiration vorzubeugen oder diese zu verhindern
- der Patient/die Bezugsperson berichtet über eine Reduzierung von Angst und Stress
- Am Patienten/an der Bezugsperson sind Zeichen sichtbar, welche auf eine Reduzierung von Angst und Stress hindeuten

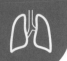

4. Maßnahmen

4.1 Erkennen/Ermitteln/Beobachten ...

- individueller Bedürfnisse/Ressourcen
- des Wissensstandes des Patienten/der Bezugsperson hinsichtlich der vorliegenden Aspirationsgefahr und Behandlung
- ursächlicher/beeinflussender Faktoren (z. B. neuromuskuläre Schwäche)
- des Zeitpunktes hinsichtlich Auftreten und Häufigkeit der Beschwerden
- des Ausmaßes der physischen und psychischen Beeinträchtigung
- der Reaktion während und nach Verabreichung von Nahrung/Sondennahrung
- der Lage der Sonde
- der verwendeten Sauger und der Größe des Saugerloches
- der zugeführten Nahrungsmenge pro Mahlzeit
- der Fütterungstechnik der Bezugsperson
- der Lagerungsposition
- des Essverhaltens
- der Ernährungsgewohnheiten
- des Bewusstseinszustandes
- der Saug-/Schluckkoordination
- der Menge und Konsistenz des Bronchialsekretes
- der Stärke des Würge-/Hustenreflexes
- des Patienten mit Verletzung der Trachea oder des Thorax
- der Lebensgewohnheiten des Patienten (z. B. Alkohol oder Einnahme von Medikamenten/Drogen mit bewusstseinsverändernder Wirkung und Beeinflussung der Würge- und Schluckmuskulatur)

4.2 Maßnahmen

4.2.1 Pflegerische Maßnahmen

- Einbeziehen des Patienten/der Bezugsperson in die Pflege
- Vorbereitung/Verabreichung der Nahrung
- Vorbereitung/Verabreichung der Medikamente
- Regelmäßige Inspektion der Mundhöhle auf verbliebene Nahrungs-/Flüssigkeitsreste oder Sekretabsonderungen
- Bereitstellen eines betriebsbereiten Absauggerätes
- Absaugen von Mundhöhle, Nasenraum und Trachealtubus/-kanüle nach Bedarf
- Vermeiden des Auslösens eines Würge-/Brechreizes beim Absaugen oder bei der Mundhygiene
- Mithilfe bei Atemtherapie
- Oberkörper hochlagern
- Nach dem Essen auf die rechte Seite lagern – Rücken bei Säuglingen unterstützen
- Kleines Saugerloch
- Häufigere kleine Einzelmahlzeiten
- Esspausen während des Fütterns einlegen (aufstoßen lassen)

- Langsames Verabreichen von Nahrung
- Den Patienten auffordern, langsam und gründlich zu kauen
- Vermeidung von schleimbildenden Nahrungsmitteln
- Vermeidung von körperlichen Aktivitäten während der Nahrungsaufnahme
- Konzentration auf das Kauen und Schlucken lenken
- Kontrolle der Sondenlage vor jeder Nahrungsverabreichung
- Messen des Restvolumens vor jeder Nahrungsverabreichung per Sonde und entsprechend angepasster Menge der zu verabreichenden Nahrung
- Verabreichen von Medikamenten möglichst in flüssiger oder zermörserter Form
- Medikamente mit Geschmacksverbesserer (z. B. Fruchtsaft) versehen, um Würgereiz zu vermindern bzw. zu verhindern
- Vermitteln von Sicherheit (Angst reduzieren, Unterstützung beim Essen)
- Mithilfe bei ärztlichen Untersuchungen und Therapien
- Dokumentation der durchgeführten Maßnahmen und des Verlaufs

4.2.2 Maßnahmen lt. AVO

- Medikamentöse Therapie
- Ernährungsberatung
- Logopädie
- Sondierung
- Eindicken von Säuglingsnahrung, um Regurgitation zu verhindern

4.3 Fördern des Wohlbefindens – Unterstützung/Beratung/Ausbildung

- Empathie
- Beachten individueller Bedürfnisse
- Beachten vorhandener Ressourcen
- Information hinsichtlich der präventiven Maßnahmen
- Motivation des Patienten/der Bezugsperson, sich bei Problemen zu melden
- Therapeutische Anwendungen – Anleitung/Unterstützung/Überwachung und Evaluierung der Wirksamkeit
- Förderung der Sicherheit und Selbstständigkeit des Patienten/der Bezugsperson durch Anleitung in der Absaugtechnik (Bezugsperson erlernt Absaugtechnik und führt diese selbstständig durch)
- Anbieten/Vermitteln professioneller Berufsgruppen zur Unterstützung
- Entlastung der Bezugsperson

4.4 Prävention/Prophylaxe

- Aufklärung/Information über Risikofaktoren
- Aufklärung/Information über wirksame Maßnahmen zur Risikovermeidung und deren Anwendung
  z. B.
  - Lagerung – Oberkörperhochlagerung/Rechtslagerung
  - Fütterungstechniken/richtige Wahl der Saugerlochgröße
  - Absaugtechniken
  - Nahrungszubereitung/Nahrungsmenge
  - Empfehlung für Medikamentenverabreichung
- **Einhalten von Sicherheitsvorkehrungen**
  z. B.
  - Schutzkissen/Rückenrolle
  - keine Turnübungen während der Nahrungsaufnahme
  - auf altersentsprechendes Spielzeug achten (z. B. Aspiration von kleinen Gegenständen)

  - Säuglinge und Kleinkinder während und nach der Nahrungsaufnahme nie unbeaufsichtigt lassen
  - altersentsprechende Nahrung

5. Ressourcen
5.1 Der Patient ...

- teilt sich verbal/nonverbal mit
- akzeptiert die Maßnahmen inkl. der dafür notwendigen Vorgaben zur Durchführung
- äußert Verständnis
- zeigt Kooperationsbereitschaft
- hält Vereinbarungen ein
- holt sich die notwendige Unterstützung
- erkennt/vermeidet individuelle Risikofaktoren
- führt Maßnahmen unter Anleitung durch
- führt Maßnahmen vollständig selbst durch
- hält Sicherheitsmaßnahmen ein
- erkennt Grenzen der eigenen Belastbarkeit
- verfügt über ein unterstützendes soziales Umfeld

5.2 Die Bezugsperson ...

- motiviert Patient und lenkt ihn bei Bedarf ab
- akzeptiert die Pflegemaßnahmen inkl. der dafür notwendigen Vorgaben zur Durchführung
- äußert Verständnis
- zeigt Kooperationsbereitschaft

- hält Vereinbarungen ein
- holt sich die notwendige Unterstützung
- erkennt/vermeidet Risikofaktoren
- führt Maßnahmen unter Anleitung durch
- führt Maßnahmen vollständig selbst durch
- bietet kleine Mengen Essen an
- wählt das richtige Saugerloch
- erkennt und meldet Veränderungen
- hält Sicherheitsmaßnahmen ein
- erkennt Grenzen der eigenen Belastbarkeit
- schafft bzw. verfügt über ein unterstützendes soziales Umfeld

Literatur: NANDA International (2005) NANDA-Pflegediagnosen – Definition und Klassifikation 2005 – 2006. Huber, Bern. Doenges ME, Moorhouse MF, Geissler-Murr AC (2002) Pflegediagnosen und Maßnahmen. Verlag Hans Huber, Bern, 3. Auflage.

Infektionsgefahr

Michaela Gansch, Brigitte Rauchöcker, Margret Weissenbacher

Einführung

Damit Maßnahmen der Infektionsprophylaxe ihren vollen Erfolg entwickeln können, ist vielfach die aktive Mitarbeit des Patienten/der Bezugsperson unerlässlich. Aufgabe der Kinderkrankenpflegeperson ist es, Risiken zu erfassen sowie dem Patienten/der Bezugsperson Gesundheitsbewusstsein, Wissen, Fertigkeiten und Verhaltensweisen zu vermitteln, damit sie entsprechend den hygienischen Prinzipien handeln können.

Die auf ihren Entwicklungsstand abgestimmte individuelle Anleitung der Kinder und Jugendlichen stellt eine pädagogische Herausforderung dar.

Das unspezifische Abwehrsystem des Frühgeborenen ist noch unzureichend gegenüber pathogenen Erregern ausgebildet. Somit ist es anfällig für Infektionen, die sich rasch ausbreiten und im schlimmsten Fall den Tod des Kindes bewirken.

Ungenügende Abwehrmechanismen sind die Grundlage für eine erhöhte Anfälligkeit für Infektionen. Patienten und Bezugspersonen müssen mögliche Infektionsquellen kennen und nach Möglichkeit meiden. Je nach Immunstatus müssen sie sich oftmals vor Keimen der Außenwelt fernhalten und werden isoliert. Im Rahmen der Isolierung können Bedürfnisse nicht in gewohnter Weise befriedigt werden. Daraus ergeben sich unterschiedliche Betreuungsanforderungen.

Trotz aller Vorsicht kann eine Infektion nie vollständig ausgeschlossen werden. Patient/Bezugsperson muss besonders in der häuslichen Umgebung die Zeichen, die auf eine Infektion hinweisen, erkennen, um adäquat reagieren zu können.

Bezogen auf den Infektionsweg ist speziell der orale Infektionsweg bei Kindern als problematisch einzustufen. Entsprechend dem Entwicklungsstand wird die „Welt" mit dem Mund erforscht. Dies ist einerseits für die Weiterentwicklung des Kindes erwünscht, andererseits stellt es besonders im Krankenhausbereich ein Problem dar.

Schwerpunkte in der Kinder- und Jugendlichenpflege

- Berücksichtigung des Alters und Entwicklungsstandes des Patienten
- Situationsbedingte erschwerte Kooperation mit Patient/Bezugsperson
- Erschwerte Aufklärung und Anleitung
- Mangelndes oder fehlendes Verständnis und Wissen über hygienisch notwendige Vorgehensweisen
- Symptome des Patienten und Äußerungen der Bezugsperson sind von der Pflegeperson zu interpretieren
- Isolierung des Patienten
- Kreative Ablenkung/Beschäftigung/Motivation
- Frühgeborenes
- Empathie
- Förderung der Selbstpflege
- Entwicklungsbedingte Neugierde und Unkenntnis der Gefahren
- Sensibilisierung hinsichtlich potenzieller Gefahren

Infektionsgefahr

Taxonomie 1 R: Austauschen (1.2.1.1/ 1986)
Taxonomie 2: Sicherheit/Schutz, Infektion (0004/1986)
NANDA-Originalbzeichnung: „Risk for Infection"
[Thematische Gliederung: Sicherheit]

1. Definition

Ein Zustand, bei dem ein Mensch ein erhöhtes Risiko hat, von pathogenen Organismen infiziert zu werden.

2. Risikofaktoren*

- Ungenügende primäre Abwehrmechanismen
  - Verletzte Haut/traumatisiertes Gewebe (z. B. Verbrennung/Verbrühung)
  - Erhöhte Exposition gegenüber pathogenen Erregern durch Missbildungen (z. B. Spina bifida, Omphalozele)
  - Verminderung der Flimmerhaarbewegung (z. B. durch Dehydratation, Grunderkrankung)
  - Stase von Körperflüssigkeiten – anatomische Anomalie/Abflussstörung (z. B. Harnwege)
  - Verminderte Darmperistaltik
  - Erguss (z. B. Pleura-, Perikarderguss)
  - Veränderung des pH-Wertes (z. B. Harn, Haut, Schleimhaut)
  - Erhöhte Körpertemperatur
  - Herabgesetzter psychischer Zustand
- Ungenügende sekundäre Abwehrmechanismen
  - Pharmazeutische Wirkstoffe (z. B. Cortison, Antibiotika, Chemotherapeutika, Immunsuppressiva)
  - Eiweißmangel/Antikörpermangel
  - Leukopenie, Anämie
  - Bestrahlung
- Ungenügende erworbene Immunität
  - Frühgeborenes
- Durchbrochener natürlicher Schutz
  - Invasive Eingriffe (z. B. Sonden, Katheter, Tuben)
  - OP-Wunde
  - Vorzeitiger Blasensprung
- Chronische Erkrankungen
- Ungenügende Kenntnisse, sich vor pathogenen Keimen zu schützen
  - Informationsmangel bezüglich Hygiene und Prävention

---

* Achtung: Inhalt abweichend vom Original → Originaltext siehe: Doenges M.E. et al., 2002, S. 444

- Substanzenmissbrauch
  - Drogen, Nikotin, Alkohol usw.
- Vermehrte Ansammlung von Mikroorganismen in der Umwelt und vermehrte Übertragungsmöglichkeiten (nosokomiale Infektion)

DD: z. B.
  - Unwirksamer Selbstschutz

3. Zielsetzung

- Der Patient/die Bezugsperson kennt verursachende Faktoren
- Der Patient/die Bezugsperson erkennt individuelle Risikofaktoren
- Der Patient/die Bezugsperson erkennt Zeichen und Symptome, welche eine medizinische Therapie erforderlich machen
- Der Patient/die Bezugsperson ist über präventive Maßnahmen informiert und wendet diese an
- Der Patient ist frei von nosokomialen Infektionen während des Behandlungszeitraums
- Der Patient äußert verbal/nonverbal physisches und psychisches Wohlbefinden
- Am Patienten sind Zeichen sichtbar, welche auf Beschwerdefreiheit hindeuten – normale Wundheilung, Infektionsfreiheit usw.

4. Maßnahmen
4.1 Erkennen/Ermitteln/Beobachten ...

- des Wissensstandes des Patienten/der Bezugsperson hinsichtlich
  - verursachender Faktoren/individueller Risikofaktoren
  - Zeichen und Symptome, welche eine medizinische Therapie erfordern
  - präventiver Maßnahmen
- des Allgemein- und Ernährungszustandes
- der Stimmungslage (Psyche)
- des sozialen Umfeldes
- der Selbstpflegefähigkeit
  - Individuelle Bedürfnisse/Ressourcen

4.2 Maßnahmen
4.2.1 Pflegerische Maßnahmen

- Information des Patienten/der Bezugsperson über die Risikofaktoren einer Infektion
- Information über präventive Maßnahmen – Hygieneinformationen
- Überwachung der entsprechenden Hygienerichtlinien
- Einbeziehen des Patienten/der Bezugsperson in die Pflege
- Anbieten/Verabreichen von ausreichend Flüssigkeit
- Anbieten entsprechender Ernährung – Diätempfehlungen

- Durchführung präventiver/therapeutischer Maßnahmen
- Dokumentation der durchgeführten Maßnahmen und des Verlaufs

4.2.2 Maßnahmen lt. AVO

- Isolation
- Laboranalysen
- Bakteriologische Untersuchungen
- Ernährungsberatung

4.3 Fördern des Wohlbefindens – Unterstützung/Beratung/Ausbildung

- Empathie
- Fördern der Selbstpflege unter Beachtung der individuellen Bedürfnisse und Beachtung vorhandener Ressourcen
- Anbieten/Vermitteln professioneller Berufsgruppen zur Unterstützung
  - Physiotherapeut, Ergotherapeut, Diätberater, Psychologe usw.
- Entlastung der Bezugsperson

4.4 Prävention/Prophylaxe

- Aufklärung/Information über allgemeine Risikofaktoren
- Benennen der individuellen Risikofaktoren
- Information/Aufklärung des Patienten/der Bezugsperson über allgemeine Maßnahmen der Prävention (z. B. Hygienemaßnahmen)
- Anleitung/Unterstützung/Überwachung und Evaluierung der präventiven Maßnahmen
- Sensibilisierung des gesamten Personals bezüglich Einhaltung von Hygienerichtlinien

5. Ressourcen
5.1 Der Patient ...

- erkennt individuelle Risikofaktoren
- erkennt individuell wirksame Maßnahmen zur Infektionsprophylaxe
- lässt sich ablenken/motivieren
- äußert Verständnis
- zeigt Kooperationsbereitschaft
- hält Vereinbarungen ein
- holt sich die notwendige Unterstützung
- führt Maßnahmen unter Anleitung durch
- führt Maßnahmen selbst durch

- erkennt und meldet Veränderungen
- erkennt die Grenzen der eigenen Belastbarkeit
- verfügt über ein unterstützendes soziales Umfeld

5.2 Die Bezugsperson ...

- motiviert den Patienten und lenkt ihn bei Bedarf ab
- erkennt/akzeptiert individuell wirksame Maßnahmen zur Infektionsprophylaxe
- äußert Verständnis
- zeigt Kooperationsbereitschaft
- hält Vereinbarungen ein
- holt sich die notwendige Unterstützung
- führt Maßnahmen unter Anleitung durch
- führt Maßnahmen selbst durch
- erkennt und meldet Veränderungen
- erkennt die Grenzen der eigenen Belastbarkeit
- schafft bzw. verfügt über ein unterstützendes soziales Umfeld

Literatur: NANDA International (2005) NANDA-Pflegediagnosen – Definition und Klassifikation 2005 – 2006. Huber, Bern.
Doenges ME, Moorhouse MF, Geissler-Murr AC (2002) Pflegediagnosen und Maßnahmen. Verlag Hans Huber, Bern, 3. Auflage.

Hyperthermie (erhöhte Körpertemperatur) Unwirksame Wärmeregulation (Körpertemperaturschwankungen)

Michaela Gansch, Elisabeth Horvath, Anneliese Kröpfl, Ursula Molidor, Brigitte Rauchöcker, Christa Tax, Margret Weissenbacher

Einführung

Definition

Die konstante (normotherme) Körpertemperatur gewährleistet wichtige Organfunktionen. Durch die Überwachung der Körpertemperatur erkennt die Pflegeperson Schwankungen frühzeitig und verhindert lebensbedrohliche Situationen.

Die mangelnde Fähigkeit zur eigenständigen Regulation der Körpertemperatur beim Früh- und Neugeborenen erfordert professionelle Beobachtung, engmaschige Kontrolle und rasche Reaktion.

Kinder reagieren auf Veränderungen der Körpertemperatur sehr sensibel und unterschiedlich. Im Säuglings- und Kleinkindalter kann ein rascher Temperaturanstieg einen Fieberkrampf auslösen, der von Eltern meist so dramatisch erlebt wird, als sei ihr Kind in akuter Lebensgefahr. Es ist notwendig, die Bezugsperson über Fiebersymptome und entsprechende fiebersenkende Maßnahmen aufzuklären, um ihr Angst zu nehmen und ihr Sicherheit zu vermitteln.

Schwerpunkte in der Kinder- und Jugendlichenpflege

- Schwankende Körpertemperatur bei Frühgeborenen und sehr kleinen Neugeborenen
- Wechselwirkung: Flüssigkeitshaushalt – Temperaturregelung
- Motivation zur Flüssigkeitsaufnahme
- Symptome des Patienten und Äußerung der Bezugsperson sind zu interpretieren
- Kreative Ablenkung/Beschäftigung/Motivation
- Mangelndes/fehlendes Wissen über Fiebersymptome
- Mangelndes/fehlendes Wissen über fiebersenkende Maßnahmen
- Empathie

Hyperthermie (erhöhte Körpertemperatur)

Taxonomie 1 R: Austauschen (1.2.2.3./1986)
Taxonomie 2: Sicherheit/Schutz, Temperaturregulation (00007/1986)
NANDA-Originalbezeichnung: „Hyperthermia"
[Thematische Gliederung: Sicherheit]

1. Definition

Ein Zustand, bei dem die Körpertemperatur über dem normalen Wert liegt.

2. Ätiologie*

- Infektionen (z. B. Sepsis, Malaria, Hyperpyrexiesyndrom)
- Infektionsanfälligkeit (z. B. bei Abwehrschwäche, Immunsuppression)
- Zahnen
- Erkrankungen (z. B. Schilddrüsenüberfunktion)
- Postoperativ
- Resorption von Blutergüssen, Wundsekreten (z. B. Verletzungen)
- Schädigung des zentralen Nervensystems (z. B. bei Trauma, Tumor)
- Hohe Umgebungstemperatur
- Unfähigkeit oder eingeschränkte Fähigkeit, zu schwitzen
  - Exsikkose
  - Gestörte Funktion der Schweißdrüsen
  - Gestörte vegetative Funktion
- Dehydratation bei nicht ausgeglichenem Flüssigkeitsverlust
  (z. B. bei Erbrechen, Durchfall)
- Impfreaktion
- Nebenwirkung bzw. Überdosierung von Medikamenten
- Maligne Hyperthermie als Narkosereaktion

DD: z. B.
  - unwirksame Wärmeregulation
  - Gefahr einer unausgeglichenen Körpertemperatur
  - Flüssigkeitsdefizit

---

* Achtung: Inhalt abweichend vom Original → Originaltext siehe: Doenges M.E. et al., 2002, S. 420

3. Zeichen/Symptome*

Komplikation: Während des raschen Fieberanstiegs kommt es durch die plötzliche Kreislaufbelastung bei Säuglingen und Kleinkindern häufig zu Krampfanfällen.

3.1 Subjektiv

- Verbale Äußerung über
  - Schmerzen (z. B. Kopf-, Gliederschmerzen)
  - gestörtes Wohlbefinden
  - Durstgefühl
  - Kälte- bzw. Hitzegefühl
  - Schwindelgefühl

3.2 Subjektiv/objektiv

- Appetitverlust
- Lichtempfindlichkeit
- Verstärktes Schwitzen
- Frösteln, Zähneklappern
- Schüttelfrost
- Angst, Unruhe
- Müdigkeit

3.3 Objektiv

- Zunahme der Körpertemperatur über den normalen Wert
- Warme oder kühle Haut, kalte Extremitäten
- Hautveränderungen (z. B. marmorierte Haut, Blässe, Rötung, Exanthem)
- Desorientiertheit
- Glänzende Augen
- Exsikkose-Zeichen – trockene Mundschleimhaut, belegte Zunge, verminderter Hautturgor
- Quengelig, ruhelos, „brav", Spielunlust
- Veränderte Vitalparameter (erhöhte Atemfrequenz, oberflächliche Atmung, erhöhte Pulsfrequenz, instabiler Blutdruck)
- Übelkeit, Erbrechen
- Erhöhter Muskeltonus/Krampfanfall
- Veränderte Laborwerte

---

* Achtung: Inhalt abweichend vom Original → Originaltext siehe: Doenges M.E. et al., 2002, S. 420 f

4. Zielsetzung

- Der Patient/die Bezugsperson kennt verursachende Faktoren
- Der Patient/die Bezugsperson ist über fiebersenkende Maßnahmen informiert
- Der Patient weist eine Körpertemperatur innerhalb der normalen Werte auf
- Die Vitalzeichen des Patienten sind im Normbereich
- Ausgeglichener Flüssigkeitshaushalt
- Der Patient ist bei klarem Bewusstsein
- Der Patient ist frei von Krampfanfällen
- Der Patient/die Bezugsperson kennt präventive Maßnahmen und wendet diese an
- Der Patient/die Bezugsperson beteiligt sich im Rahmen seiner/ihrer Möglichkeiten an der Behandlung
- Der Patient/die Bezugsperson führt die Temperaturkontrolle durch
- Der Patient/die Bezugsperson erkennt Zeichen und Symptome, welche eine medizinische Therapie erforderlich machen und ergreift entsprechende Maßnahmen
- Der Patient/die Bezugsperson verständigt die Pflegeperson, wenn sich die Symptome verändern
- Der Patient äußert verbal/nonverbal eine Besserung in seinem Wohlbefinden (körperliches, psychisches, soziales)
- Der Patient berichtet über Verminderung der Symptome/Beschwerden bzw. über Beschwerdefreiheit

5. Maßnahmen

5.1 Erkennen/Ermitteln/Beobachten ...

- individueller Bedürfnisse/Ressourcen
- des Wissensstandes des Patienten/der Bezugsperson hinsichtlich erhöhter Körpertemperatur, der Gefahren und Behandlung
- ursächlicher/beeinflussender Faktoren
- des Ausmaßes und der Auswirkungen der erhöhten Körpertemperatur
- der Selbstpflegefähigkeit
- des Bewusstseinszustandes (z. B. Orientierung, Reaktionsfähigkeit, Krampfanfälle)
- des Flüssigkeitshaushaltes/Exsikkosezeichen
- der Vitalparameter
- der Wirkung/Nebenwirkung von Medikamenten
- der Laborwerte

5.2 Maßnahmen

5.2.1 Pflegerische Maßnahmen

- Einbeziehen des Patienten/der Bezugsperson in die Pflege
- Vorbereitung/Verabreichung der Medikamente
- Kontrolle der Körpertemperatur

- Kontrolle der Vitalparameter
- Ein-/Ausfuhrprotokoll
- Flüssigkeit (Lieblingsgetränk)/Nahrung in kleinen Mengen mehrmals täglich anbieten
- Hautpflege, Lippen-/Mundpflege
- Unterstützung der Wärmeabgabe (z. B. leichte Decke, kühl waschen, Raum lüften)
- Bei Kältegefühl z. B. warme Decke, warme Getränke anbieten
- Wäschewechsel
- Mithilfe bei ärztlichen Untersuchungen und Therapien
- Dokumentation der durchgeführten Maßnahmen und des Verlaufs

5.2.2 Maßnahmen lt. AVO

- Medikamentöse Therapie
- Flüssigkeitsbilanz
- Laboranalysen
- Physikalische Maßnahmen
- Überwachung des Patienten mit Hilfe von Geräten

5.3 Fördern des Wohlbefindens – Unterstützung/Beratung/Ausbildung

- Empathie
- Beachten individueller Bedürfnisse
- Beachten vorhandener Ressourcen
- Information des Patienten/der Bezugsperson hinsichtlich der Maßnahmen
- Therapeutische Anwendungen – Anleitung/Unterstützung/Überwachung und Evaluierung hinsichtlich der Wirksamkeit
- Hilfestellung bei körperlichen Aktivitäten und Fördern der Selbstpflege
- Sicherheit und Ruhe vermitteln
- Entlastung der Bezugsperson

5.4 Prävention/Prophylaxe

- Aufklärung/Information über verursachende Faktoren
- Aufklärung/Information über wirksame Maßnahmen zur Risikovermeidung und deren Anwendung
- Einhalten von Hygienemaßnahmen
- Rechtzeitige Verabreichung von Medikamenten
- Einhalten der Sicherheitsmaßnahmen

6. Ressourcen

6.1 Der Patient ...

- lässt sich ablenken/motivieren
- teilt sich verbal/nonverbal mit
- kann Symptomatik beschreiben
- erkennt individuell wirksame Maßnahmen zur Linderung und wendet diese an
- akzeptiert die Maßnahmen inkl. der dafür notwendigen Vorgaben zur Durchführung
- äußert Verständnis
- zeigt Kooperationsbereitschaft
- hält Vereinbarungen ein
- holt sich die notwendige Unterstützung
- führt Maßnahmen unter Anleitung durch
- führt Maßnahmen vollständig selbst durch
- erkennt und meldet Veränderungen
- hält Sicherheitsmaßnahmen ein
- erkennt die Grenzen der eigenen Belastbarkeit
- verfügt über ein unterstützendes soziales Umfeld

6.2 Die Bezugsperson ...

- motiviert den Patienten und lenkt ihn bei Bedarf ab
- erkennt/akzeptiert individuell wirksame Maßnahmen und unterstützt bei der Anwendung
- akzeptiert die Maßnahmen inkl. der dafür notwendigen Vorgaben zur Durchführung
- äußert Verständnis
- zeigt Kooperationsbereitschaft
- hält Vereinbarungen ein
- holt sich die notwendige Unterstützung
- führt Maßnahmen unter Anleitung durch
- führt Maßnahmen vollständig selbst durch
- erkennt und meldet Veränderungen
- hält Sicherheitsmaßnahmen ein
- erkennt die Grenzen der eigenen Belastbarkeit
- schafft bzw. verfügt über ein unterstützendes soziales Umfeld

Literatur: NANDA International (2005) NANDA-Pflegediagnosen – Definition und Klassifikation 2005 – 2006. Huber, Bern.
Doenges ME, Moorhouse MF, Geissler-Murr AC (2002) Pflegediagnosen und Maßnahmen. Verlag Hans Huber, Bern, 3. Auflage.

Unwirksame Wärmeregulation (Körpertemperaturschwankungen)

Einführung siehe Seite 180

Taxonomie 1 R: Austauschen (1.2.2.4/1986)
Taxonomie 2: Sicherheit/Schutz, Thermoregulation (00008/1986)
NANDA-Originalbezeichnung: „Ineffective Thermoregulation"
[Thematische Gliederung: Sicherheit]

1. Definition

Temperaturschwankungen zwischen Hypothermie und Hyperthermie.

2. Ätiologie*

- Frühgeburt
- Schwankende Umgebungstemperatur/Luftfeuchtigkeit
- Krankheit (schwere Infektionen, angeborener Herzfehler)
- Trauma (Verbrennung/Verbrühung/Erfrierung, Ertrinkungsunfälle)
- Veränderungen/Erkrankungen im Gehirn
- Veränderungen des Stoffwechsels (Alkohol, Drogen, Ernährungsstörung, Hypoglykämie)

DD: z. B.
- Infektionsgefahr
- Hypothermie, Hyperthermie
- Mangelernährung

3. Zeichen/Symptome*

3.1 Subjektiv

- Verbale Äußerung über
  - Unbehagen
  - Kältegefühl/Wärmegefühl

3.2 Subjektiv/objektiv

- Schwitzen
- Frösteln
- Schüttelfrost

---

* Achtung: Inhalt abweichend vom Original → Originaltext siehe: Doenges M.E. et al., 2002, S. 877

3.3 Objektiv

- Körpertemperatur über/unter dem normalen Bereich (< 36 °C)
  (> 38 °C– 41 °C; > 41°C hyperpyretische Temperatur)
- Tachykardie, Bradykardie,
- Erhöhte/erniedrigte Atemfrequenz
- Warme Haut, kühle Haut, gerötete Haut, marmorierte Haut
- Blässe, Zyanose
- Fieberkrampf
- Zittern, Zähneklappern, Gänsehaut
- Zyanotisches Nagelbett
- Unruhe, Schwäche
- Erhöhter/verminderter Muskeltonus

4. Zielsetzung

- Der Patient/die Bezugsperson kennt verursachende Faktoren
- Der Patient/die Bezugsperson ist über Wärme regulierende Maßnahmen informiert
- Der Patient/die Bezugsperson beteiligt sich im Rahmen seiner/ihrer Möglichkeiten
  an der Therapie
- Der Patient/die Bezugsperson hält sich an die empfohlenen Maßnahmen
- Der Patient ist normotherm
- Der Patient äußert verbal eine Besserung in seinem Wohlbefinden
- Der Patient berichtet über Beschwerdefreiheit
- Der Patient/die Bezugsperson kennt präventive Maßnahmen, um Temperatur-
  schwankungen vorzubeugen, und wendet diese an
- Am Patienten sind Zeichen sichtbar, welche auf eine Linderung/Besserung bzw.
  Beschwerdefreiheit hindeuten
  - Physiologische Hautfarbe
  - Physiologischer Muskeltonus

5. Maßnahmen
5.1 Erkennen/Ermitteln/Beobachten ...

- individueller Bedürfnisse und Ressourcen
- des Wissensstandes des Patienten/der Bezugsperson hinsichtlich
  der Temperaturschwankungen
- des Informationsstandes des Patienten/der Bezugsperson über die Bedeutung der
  Normothermie
- ursächlicher/beeinflussender Faktoren
- der Temperaturveränderungen/-schwankungen
- der Vitalzeichen
- der Bewusstseinslage

5.2 Maßnahmen

5.2.1 Pflegerische Maßnahmen

- Information des Patienten/der Bezugsperson über die Bedeutung der Normothermie
- Einbeziehen des Patienten/der Bezugsperson in die Pflege
- Temperaturregulierende Maßnahmen (z. B. adäquate Bekleidung, Umgebungstemperatur anpassen)
- Vorbereitung/Verabreichung von Wärme- und Kälteanwendungen
- Häufige Temperaturkontrollen während Wärme- und Kälteanwendungen
- Dokumentation der durchgeführten Maßnahmen und des Verlaufs

5.2.2 Maßnahmen lt. AVO

- Medikamentöse Therapie
- Physikalische Therapie
- Flüssigkeitsbilanz bei Hyperthermie
- Überwachung der Vitalparameter
- Laboranalysen

5.3 Fördern des Wohlbefindens – Unterstützung/Beratung/Ausbildung

- Empathie
- Beachten individueller Bedürfnisse
- Beachten vorhandener Ressourcen
- Information/Anleitung des Patienten/der Bezugsperson über therapeutische Anwendungen (z. B. physikalische Maßnahmen)
- Information des Patienten/der Bezugsperson hinsichtlich des Verhaltens bei unzureichender Wärmeregulation
- Patient/Bezugsperson motivieren, sich bei Problemen zu melden
- Überwachung und Evaluierung hinsichtlich der Wirksamkeit der Maßnahmen
- Entlastung der Bezugsperson

5.4 Prävention/Prophylaxe

- Aufklärung/Information über verursachende Faktoren
- Aufklärung/Information über Risikofaktoren
- Aufklärung/Information über wirksame Maßnahmen
- Rechtzeitige Verabreichung von Medikamenten und physikalischen Maßnahmen nach AVO
- Einhalten von Sicherheitsmaßnahmen (z. B. bei Kälte- und Wärmeanwendungen)

6. Ressourcen
6.1 Der Patient ...

- lässt sich motivieren
- teilt sich verbal/nonverbal mit
- kennt wirksame Methoden zur Wärmeregulation (z. B. Kleidung) und wendet diese an
- akzeptiert Maßnahmen (Temperaturkontrolle)
- führt Maßnahmen unter Anleitung durch
- führt Maßnahmen selbstständig durch
- zeigt Kooperationsbereitschaft
- hält Vereinbarungen ein
- erkennt und meldet Veränderungen
- holt sich selbst die notwendige Unterstützung
- äußert Verständnis
- hält Sicherheitsmaßnahmen ein
- verfügt über ein unterstützendes soziales Umfeld

6.2 Die Bezugsperson ...

- motiviert den Patienten und lenkt ihn ab
- akzeptiert die Pflegemaßnahmen inkl. der dafür notwendigen Vorgaben zur Durchführung
- äußert Verständnis
- zeigt Kooperationsbereitschaft
- hält Vereinbarungen ein
- holt sich notwendige Unterstützung
- führt Maßnahmen selbstständig durch
- erkennt und meldet Veränderungen
- hält Sicherheitsmaßnahmen ein
- erkennt Grenzen der eigenen Belastbarkeit
- schafft bzw. verfügt über ein unterstützendes soziales Umfeld

Literatur: NANDA International (2005) NANDA-Pflegediagnosen – Definition und Klassifikation 2005 – 2006. Huber, Bern.
Doenges ME, Moorhouse MF, Geissler-Murr AC (2002) Pflegediagnosen und Maßnahmen. Verlag Hans Huber, Bern, 3. Auflage.

Hautschädigung

Elisabeth Horvath, Anneliese Kröpfl, Ursula Molidor, Christa Tax

Einführung

Bei diesen Pflegediagnosen gibt es in der Kinder- und Jugendlichenpflege aufgrund von alters- und entwicklungsbedingten Faktoren signifikante Unterschiede.

Die Haut von Früh- und Neugeborenen ist ausgesprochen dünn und durch das Fehlen des Fettgewebes, speziell beim Frühgeborenen, besonders empfindlich auf Druck- und Scherkräfte. Im Kleinkindalter ist die motorische Entwicklung mit dem Wissen um die Gefahr im Ungleichgewicht. Einerseits fördert die Unkenntnis über Gefahren die geistige und motorische Entwicklung des Kindes, gleichzeitig gefährdet diese „gesunde Neugierde" seine Sicherheit.

Schwerpunkte in der Kinder- und Jugendlichenpflege

* Berücksichtigung des Alters und Entwicklungsstandes des Patienten
* Erschwerte Aufklärung
* Situationsbedingte erschwerte Kooperation mit Patient/Bezugsperson
* Symptome des Patienten und Äußerungen der Bezugsperson sind von der Pflegeperson zu interpretieren
* Kreative Ablenkung/Motivation
* Altersbedingte Faktoren (z. B. Hautbeschaffenheit bei Frühgeburten)
* Fehlende alters-, entwicklungs- und situationsbedingte Wahrnehmung von Gefahren
* Entwicklungsbedingte Neugierde in Unkenntnis der Gefahren
* Alters- und/oder entwicklungsbedingte Unfähigkeit/Unselbstständigkeit
* Selbstpflegedefizit bei nicht altersgemäßer Entwicklung hinsichtlich Pflegen/Kleiden, Ausscheiden
* Intensive Hautpflege aufgrund der Hautbeschaffenheit
* Empathie

Hautschädigung

Taxonomie 1R: Austauschen (1.6.2.1.2.1/1975; R 1998)
Taxonomie 2: Sicherheit/Schutz, Körperverletzung (00046/1975; R 1998)
NANDA-Originalbezeichnung: „Impaired Skin integrity"
[Thematische Gliederung: Sicherheit]

1. Definition

Veränderung der Epidermis (Oberhaut) und/oder Dermis (Lederhaut).

2. Ätiologie*

- **Mechanische Faktoren**
  z. B.
  - Scherkräfte
  - Druck
  - Trauma
  - Operation/Verletzung
  - Katheter
- **Thermische Faktoren**
  z. B.
  - heiße/kalte Flüssigkeiten
  - Dämpfe/Feuer
  - Gegenstände (z. B. Bügeleisen)
  - Kälteeinwirkung
- **Chemische Faktoren**
  z. B.
  - Strahlen
  - Säure/Laugen
  - Medikamente
  - Granulate
  - Gifte
- **Parasiten**
  z. B.
  - Flöhe
  - Läuse
  - Krätzmilbe
- **Körperliche Immobilität**
- **Exkretionen/Sekretionen**

---

* Achtung: Inhalt abweichend vom Original → Originaltext siehe: Doenges M.E. et al., 2002, S. 397

- Veränderung
  - der Durchblutung
  - der Hautsensibilität
  - des Hautturgors und der Elastizität
  - der Schweißproduktion
  - des Ernährungszustandes
- Fehlernährung/Metabolismus
- Abwehrschwäche
- Knochenvorsprünge
- Psychogene Faktoren (z. B. Borderline)
- Altersbedingte Faktoren (z. B. Unselbstständigkeit des Kindes)
- Selbstpflegedefizit (z. B. nicht altersentsprechende Entwicklung)
- Ödeme
- Erkrankungen
  z. B.
  - Diabetes
  - Neurodermitis
- Infektionen
  z. B.
  - Windeldermatitis
  - Meningokokkensepsis
  - Varicellen, Rubeolen
- Hormonumstellung (z. B. Neugeborene, Pubertät)
- genetische Faktoren
- Wissensdefizit

DD: z. B.
  - Gewebeschädigung

3. Zeichen/Symptome*

3.1 Subjektiv

- Verbale Äußerung über
  - Juckreiz
  - Schmerz (z. B. brennendes Gefühl)
  - Sensibilitätsstörung (z. B. Gefühllosigkeit, Spannungsgefühl)
  - Kälte-/Hitzegefühl

3.2 Subjektiv/objektiv

- Geruch

---

* Achtung: Inhalt abweichend vom Original → Originaltext siehe: Doenges M.E. et al., 2002, S. 398

3.3 Objektiv

- Veränderung der Hautfarbe/-temperatur
- Veränderung der Hautoberfläche – Effloreszenzen (z.B. Bläschen, Schuppen, Krusten)
- Verletzung der Hautoberfläche (z.B. Läsionen, Narben)
- Schädigung der Hautschichten (z.B. verschiedene Gradeinteilung bei Verbrennung/Verbrühung)
- Sekretionen
- Ödeme
- Schwellung

4. Zielsetzung

- Der Patient/die Bezugsperson kennt verursachende Faktoren
- Der Patient/die Bezugsperson ist über Maßnahmen zur normalen Wundheilung informiert
- Der Patient/die Bezugsperson zeigt die Fähigkeit, mit der Situation umzugehen und äußert das Gefühl des Selbstvertrauens
- Der Patient/die Bezugsperson beteiligt sich im Rahmen seiner/ihrer Möglichkeiten an der Behandlung
- Der Patient/die Bezugsperson hält sich an die empfohlene Therapie
- Der Patient/die Bezugsperson erkennt Zeichen und Symptome, welche eine medizinische Therapie erforderlich machen und ergreift entsprechende Maßnahmen
- Der Patient/die Bezugsperson verständigt die Pflegeperson, wenn sich die Symptome verändern
- Der Patient bleibt infektions-/verletzungsfrei
- Der Patient äußert verbal eine Besserung in seinem Wohlbefinden (körperliches, psychisches, soziales)
- Der Patient berichtet über Beschwerdefreiheit
- Am Patienten sind Zeichen sichtbar, welche auf eine Linderung bzw. auf Beschwerdefreiheit hindeuten (z.B. fehlende Kratzspuren/Rötung, Verhalten wie vor der Erkrankung)
- Der Patient weist eine intakte Haut auf
- Der Patient/die Bezugsperson kennt präventive Maßnahmen, um die Haut intakt zu halten, und wendet diese an

5. Maßnahmen
5.1 Erkennen/Ermitteln/Beobachten ...

- der Anamnese
  z.B.
  - Krankheitsverlauf
  - Allgemein- und Ernährungszustand
  - Familienanamnese hinsichtlich Hautbeschaffenheit/-probleme
  - Hautpflegeanamnese

- verursachende Faktoren
- Selbstpflegefähigkeit/individuelle Bedürfnisse/Ressourcen
- **des Wissenstandes des Patienten/der Bezugsperson hinsichtlich der Erkrankung und Behandlung**
- **des Hautstatus**
  - Hautfarbe, -beschaffenheit, -turgor
  - Hautläsionen (z. B. Größe, Form, Beschaffenheit, Temperatur)
  - Bestimmen der Tiefe der Verletzung/Schädigung des Hautgewebes
  - Geruch der geschädigten Haut/Stelle
  - Beurteilen der kapillaren Füllung und Sensibilität der betroffenen Stelle
- **der Wirkung/Nebenwirkung von Medikamenten**
  - Wirksamkeitskontrolle der medikamentösen Therapie
  - Diagnose medikamentöser Nebenwirkungen
- **der Laborwerte**

5.2 Maßnahmen

5.2.1 Pflegerische Maßnahmen

- Information des Patienten/der Bezugsperson über die Bedeutung der Haut
- Einbeziehen des Patienten/der Bezugsperson in die Pflege
- Vorbereitung/Verabreichung von Medikamenten
- Dem Hautdefekt angepasste Pflege
  z. B.
  - offene Gesäßpflege
  - adäquater Bett-/Kleider-/Windelwechsel
  - entsprechende Lagerung
- Vorbereitung/Verabreichung der Hautpflegeprodukte
- Wundversorgung nach hygienischen Richtlinien
- Verwendung von Hilfsmitteln
  z. B.
  - Bettbogen
  - Spezialbetten
- Mithilfe bei ärztlichen Untersuchungen und Therapien
- Dokumentation der durchgeführten Maßnahmen und des Verlaufs

5.2.2 Maßnahmen lt. AVO

- Wundabstriche/Kulturen
- Medikamentöse Therapie
- Physikalische Therapie
- Psychologische Begleitung
- Ernährungsberatung

5.3 Fördern des Wohlbefindens – Unterstützung/Beratung/Ausbildung

- Empathie
- Patient motivieren, sich über Gefühle hinsichtlich Hautveränderungen mitzuteilen
- Therapeutische Anwendungen – Anleitung/Unterstützung/Überwachung und Evaluierung
  z. B.
  - medizinische Bäder/Salbenverbände
  - Lagerung
  - Medikamenteneinnahme
- Hilfestellung bei körperlichen Aktivitäten und Fördern der Selbstpflege unter
  - Beachtung der individuellen Bedürfnisse
  - Beachtung vorhandener Ressourcen
- Anbieten/Vermitteln professioneller Berufsgruppen zur Unterstützung
  z. B.
  - Wundmanager
  - Bandagist
  - Physiotherapeut
  - Psychologe
- Kontakte zu externen Organisationen (z. B. Selbsthilfegruppen) herstellen
- Entlastung der Bezugsperson

5.4 Prävention/Prophylaxe

- Aufklärung/Information über Risikofaktoren
  z. B.
  - körperliche Immobilität
  - reduzierter Allgemein- und Ernährungszustand
  - Veränderung des Hautturgors und der Elastizität
  - Durchblutungs-/Sensibilitätsstörungen
- Aufklärung/Information über die Wichtigkeit des frühzeitigen Erkennens von Hautveränderungen und/oder Komplikationen
- Aufklärung/Information über wirksame Maßnahmen zur Risikovermeidung und deren Anwendung
- Einhalten von Sicherheitsmaßnahmen bei Mobilisation und Therapie
  z. B.
  - Wundversorgung nach hygienischen Richtlinien
  - bei speziellen Lagerungen
- Empfehlung regelmäßiger aktiver und passiver Übungsprogramme zur Verbesserung der Blutzirkulation
  z. B.
  - Druckentlastung
  - Förderung des venösen Rückflusses
- Sensibilisierung hinsichtlich potenzieller Unfallgefahren

6. Ressourcen

6.1 Der Patient ...

- hat eine positive Lebenseinstellung
- lässt sich ablenken/lässt sich motivieren
- teilt sich verbal/nonverbal mit
- kann subjektive Symptomatik beschreiben
- erkennt individuell wirksame Maßnahmen zur Linderung der Symptomatik und wendet diese an
- akzeptiert die Maßnahmen inkl. der dafür notwendigen Vorgaben zur Durchführung
- äußert Verständnis
- zeigt Kooperationsbereitschaft
- hält Vereinbarungen ein
- holt sich die notwendige Unterstützung
- führt Maßnahmen unter Anleitung durch
- führt Maßnahmen vollständig selbst durch
- erkennt und meldet Veränderungen
- hält Sicherheitsmaßnahmen ein
- erkennt und meldet Veränderungen
- erkennt die Grenzen der eigenen Belastbarkeit
- verfügt über ein unterstützendes soziales Umfeld

6.2 Die Bezugsperson ...

- motiviert den Patienten und lenkt ihn bei Bedarf ab
- erkennt/akzeptiert individuell wirksame Maßnahmen zur Linderung der Symptomatik und unterstützt deren Anwendung
- akzeptiert die Maßnahmen inkl. der dafür notwendigen Vorgaben zur Durchführung
- äußert Verständnis
- zeigt Kooperationsbereitschaft
- hält Vereinbarungen ein
- holt sich die notwendige Unterstützung
- führt Maßnahmen unter Anleitung durch
- führt Maßnahmen vollständig selbst durch
- erkennt und meldet Veränderungen
- hält Sicherheitsmaßnahmen ein
- erkennt die Grenzen der eigenen Belastbarkeit
- schafft bzw. verfügt über ein unterstützendes soziales Umfeld

Literatur: NANDA International (2005) NANDA-Pflegediagnosen – Definition und Klassifikation 2005 – 2006. Huber, Bern.

Doenges ME, Moorhouse MF, Geissler-Murr AC (2002) Pflegediagnosen und Maßnahmen. Verlag Hans Huber, Bern, 3. Auflage.

Gefahr einer Hautschädigung

Einführung siehe Seite 190

Taxonomie 1 R: Austauschen (1.6.2.1.2.2/1975; R 1998)
Taxonomie 2: Sicherheit/Schutz, Körperverletzung (00047/1975; R 1998)
NANDA-Originalbzeichnung: „Risk for Impaired Skin Integrity"
[Thematische Gliederung: Sicherheit]

1. Definition

Gefahr einer negativen Veränderung der Haut.

2. Risikofaktoren*

- Mechanische Faktoren
  z.B.
  - Scherkräfte/Reibung
  - Druck (z.B. durch Gipsverband)
  - Fixierung
- Thermische Faktoren
  z.B.
  - Hypothermie/Hyperthermie (z.B. Umgebungstemperatur, intensive Sonnenbestrahlung)
- Chemische Faktoren
  z.B.
  - Säure/Laugen
  - Granulate
  - Gifte
  - Strahlen
- Hohe Luftfeuchtigkeit (z.B. Inkubator)
- Körperliche Immobilität
- Exkretionen/Sekretionen
- Medikamente (z.B. Antibiotika)
- Knochenvorsprünge
- Veränderung
  - des Ernährungszustandes
  - des Stoffwechsels
  - der Durchblutung (z.B. bei Herzerkrankungen – erworben/angeboren, Gefäßverschlüsse, Vergiftungen)
  - der Sensibilität
  - des Hautturgors und der Elastizität
  - der Pigmentierung (z.B. Muttermal)
- Psychogene Faktoren (z.B. Borderline)

---

* Achtung: Inhalt abweichend vom Original → Originaltext siehe: Doenges M.E. et al., 2002, S. 403 f

- Altersbedingte Faktoren (z. B. Hautbeschaffenheit des Frühgeborenen, Unselbstständigkeit des Kindes)
- Selbstpflegedefizit (z. B. nicht altersentsprechende Entwicklung)
- Ödeme
- Immunologische Faktoren
- Wissensdefizit

DD: –

3. Zielsetzung

- Der Patient/die Bezugsperson kennt verursachende Faktoren
- Der Patient/die Bezugsperson erkennt individuelle Risikofaktoren
- Der Patient/die Bezugsperson ist über präventive Maßnahmen zur Aufrechterhaltung einer intakten Haut informiert
- Die Selbstpflegefähigkeit hinsichtlich Waschen/Sichsauberhalten sowie Kleiden/Pflegen
  - ist gewährleistet
  - ist unterstützt/gefördert
- Der Patient/die Bezugsperson erkennt Zeichen und Symptome, welche eine medizinische Therapie erforderlich machen
- Der Patient äußert verbal körperliches, psychisches, soziales Wohlbefinden
- Am Patienten sind Zeichen sichtbar, welche auf Beschwerdefreiheit hindeuten
- Der Patient/die Bezugsperson wendet präventive Maßnahmen zur Aufrechterhaltung einer intakten Haut an

4. Maßnahmen
4.1 Erkennen/Ermitteln/Beobachten ...

- des Wissensstandes des Patienten/der Bezugsperson hinsichtlich
  - verursachender Faktoren/individueller Risikofaktoren
  - Zeichen und Symptome, welche eine medizinische Therapie erfordern
  - präventiver Maßnahmen
- des Allgemein- und Ernährungszustandes
- des Entwicklungsstandes
- des sozialen Umfeldes
- der Selbstpflegefähigkeit
  - Individuelle Bedürfnisse/Ressourcen
- der Familienanamnese hinsichtlich Hautbeschaffenheit/-probleme
- der Hautpflegeanamnese
- des Hautstatus

4.2 Maßnahmen
4.2.1 Pflegerische Maßnahmen

- Information des Patienten/der Bezugsperson über die Bedeutung der Haut
- Einbeziehen des Patienten/der Bezugsperson in die Pflege
- Vorbereitung/Verabreichung der Hautpflegeprodukte
- Dokumentation der durchgeführten Maßnahmen und des Verlaufs
- Lagerung/Lagewechsel

4.2.2 Maßnahmen lt. AVO

- Ernährungsberatung
- Diät (z. B. eiweißreich, Zuckerdiät)
- Physio-/Ergotherapie

4.3 Fördern des Wohlbefindens – Unterstützung/Beratung/Ausbildung

- Empathie
- Hilfestellung bei körperlichen Aktivitäten und Fördern der Selbstpflege unter
  - Beachtung der individuellen Bedürfnisse
  - Beachtung vorhandener Ressourcen

  z. B.
  - Körperpflege
  - Hautpflege
  - Lagewechsel
- Anleitung/Unterstützung/Überwachung einer sorgfältigen Hautpflege
- Anbieten/Vermitteln professioneller Berufsgruppen zur Unterstützung

  z. B.
  - Physiotherapeut/Ergotherapeut
  - Diätberater
- Entlastung der Bezugsperson

4.4 Prävention/Prophylaxe

- Aufklärung/Information über allgemeine Risikofaktoren

  z. B.
  - Risiko der ungeschützten Sonnenbestrahlung
- Benennen der individuellen Risikofaktoren
- Information des Patienten/der Bezugsperson über Sicherheitsmaßnahmen bei Mobilisation und Therapien

  z. B.
  - spezielle Hautpflege bei Strahlentherapie
  - bei speziellen Lagerungen

- Empfehlung regelmäßiger aktiver und passiver Übungsprogramme zur Verbesserung der Blutzirkulation
  z.B.
  - Druckentlastung
  - Förderung des venösen Rückflusses
- Sensibilisierung hinsichtlich potenzieller Unfallgefahren
- Information/Aufklärung des Patienten/der Bezugsperson über Maßnahmen zur Aufrechterhaltung der normalen Hautfunktion
  z.B.
  - ausgewogene Ernährung/ausgeglichener Flüssigkeitshaushalt
  - Lagewechsel
  - Mobilisation
  - Hautpflege (Waschungen, Bäder, elastizitätsfördernde Cremes/Lotionen)
  - reizfreie Pflegemittel (pH-neutral)
  - Vermeidung von Scherkräften
  - atmungsaktive Bekleidung (z.B. Baumwolle)
  - angenehmes Raumklima (Luftfeuchtigkeit und Raumtemperatur)
  - Vermeidung und Reduzierung von Kunststoffmaterialien (z.B. Kautschuk, Plastikfolien)
- **Benennen der für sie wirksamen Maßnahmen zur Erhaltung einer intakten Haut**
- **Präventive Maßnahmen – Anleitung/Unterstützung/Überwachung und Evaluierung**

5. Ressourcen

5.1 Der Patient ...

- erkennt individuelle Risikofaktoren
- erkennt individuell wirksame Maßnahmen zur Aufrechterhaltung einer intakten Haut
- lässt sich ablenken/lässt sich motivieren
- äußert Verständnis
- zeigt Kooperationsbereitschaft
- hält Vereinbarungen ein (z.B. Diätempfehlung)
- holt sich die notwendige Unterstützung
- führt Maßnahmen unter Anleitung durch
- führt Maßnahmen vollständig selbst durch
- erkennt und meldet Veränderungen
- erkennt die Grenzen der eigenen Belastbarkeit
- verfügt über ein unterstützendes soziales Umfeld

5.2 Die Bezugsperson ...

- motiviert den Patienten und lenkt ihn bei Bedarf ab
- erkennt/akzeptiert individuell wirksame Maßnahmen zur Aufrechterhaltung einer intakten Haut
- äußert Verständnis
- zeigt Kooperationsbereitschaft

- hält Vereinbarungen ein
- holt sich die notwendige Unterstützung
- führt Maßnahmen unter Anleitung durch
- führt Maßnahmen vollständig selbst durch
- erkennt und meldet Veränderungen
- erkennt die Grenzen der eigenen Belastbarkeit
- schafft bzw. verfügt über ein unterstützendes soziales Umfeld

Literatur: NANDA International (2005) NANDA-Pflegediagnosen – Definition und Klassifikation 2005 – 2006. Huber, Bern. Doenges ME, Moorhouse MF, Geissler-Murr AC (2002) Pflegediagnosen und Maßnahmen. Verlag Hans Huber, Bern, 3. Auflage.

Beeinträchtigte verbale Kommunikation

Elisabeth Horvath, Anneliese Kröpfl, Ursula Molidor, Christa Tax

Einführung

In der Kinderkrankenpflege steht die nonverbale Kommunikationsform im Vordergrund und hat hier eine besondere Bedeutung in der Betreuung der Patienten (rechtzeitiges Erkennen von Veränderungen, Schmerzen, aber auch einfacher Bedürfnisse der Kinder).

Dies bedarf einer besonders genauen Beobachtung der nonverbalen Ausdrucksweise der Kinder während der Sprachentwicklung – d. h., solange sie sich nicht verbal mitteilen können, physisches, psychisches und soziales Wohlbefinden nur in nonverbaler Form äußern können.

Wesentlich bei dieser Pflegediagnose sind eine gute Erhebung der Sprachanamnese (individueller Sprachschatz) und eine laufende Dokumentation bezüglich der Sprachentwicklung/des Sprachfortschrittes des Kindes.

Schwerpunkte in der Kinder- und Jugendlichenpflege

- Sprachentwicklung
- Sprachverständnis des Kindes
- Nonverbale Sprache – Gebrauch von Gesten zwischen Eltern und Kind (Interaktion)

Beeinträchtigte verbale Kommunikation

Taxonomie 1: Kommunizieren (2.1.1.1/1973; R 1998)
Taxonomie 2: Perzeption/Kognition, Kommunikation (00051/1973; R 1998)
NANDA-Originalbezeichnung: „Impaired Verbal Communication"
[Thematische Gliederung: Soziale Interaktion]

1. Definition

Verminderte, verzögerte oder fehlende Fähigkeit, ein System von Zeichen und Symbolen zu empfangen/verstehen, zu verarbeiten, weiterzugeben und zu nutzen.

2. Ätiologie*

- Verminderte Hirndurchblutung, Hirntumor
- Anatomische Defizite (z. B. Missbildungen, Gaumenspalte, Veränderungen des neurovaskulären, visuellen, auditorischen Systems oder des Sprechapparates)
- Kulturelle Unterschiede, andere Sprache
- Unterschiede, beeinflusst durch das Entwicklungsalter
- Physische Hemmnisse/Barrieren (Tracheostomie, Intubation, Zahnregulierung, Autismus)
- Psychische Hemmnisse (Psychosen, Depression, Veränderung des Selbstwertgefühls)
- Psychisches Trauma (Misshandlung)
- Emotionale Zustände (Panik, Wut, Angst, Schockerlebnis, Vertrauensverlust)
- Stress, Erschöpfung
- Umgebungsbedingte Hemmnisse (Schulwechsel, soziale Isolation, Reizüberflutung)
- Fehlende Informationen, fehlende Bereitschaft, zuzuhören
- Nebenwirkungen von Medikamenten
- Veränderte Wahrnehmung (Durchgangssyndrom)
- Fehlen/Verlust von Bezugspersonen

DD: z. B.
- Wahrnehmungsstörung
- Orientierungsstörung
- Soziale Isolation
- Beeinträchtigte Anpassung
- Durchblutungsstörung
- Hoffnungslosigkeit
- Erschwertes Trauern
- Unterbrochene Familienprozesse

---

* Achtung: Inhalt abweichend vom Original → Originaltext siehe: Doenges M.E. et al., 2002, S. 459

3. Zeichen/Symptome*

3.1 Subjektiv

- Berichte des Patienten über Schwierigkeiten, sich zu äußern

3.2 Subjektiv/objektiv

- Verändertes Sprachmuster (Patient benennt Dinge anders – eigene Sprache)
- Spricht/Versteht die lokale Sprache nicht

3.3 Objektiv

- Nicht sprechen können
- Atemnot, Dyspnoe
- Bewusste/willentliche Verweigerung, zu sprechen (Frustration, Wut, Eifersucht, Verzweiflung)
- Undeutliche Sprache, stottern
- Desorientierung (in Bezug auf Ort, Zeit, Person)
- Schwierigkeiten, sich zu äußern
- Schwierigkeiten, Wörter zu bilden oder Sätze zu formulieren
- Schwierigkeiten, Gedanken in Worte zu fassen
- Unangemessenes Sprechen (unaufhörliches Sprechen, lose Gedankenverknüpfungen, Gedankenflucht)
- Fehlender Blickkontakt oder Schwierigkeiten hinsichtlich der selektiven Aufmerksamkeit
- Unfähigkeit oder Schwierigkeit, Mimik und Gestik/Körpersprache einzusetzen
- Gebrauch von nonverbalen Zeichen

4. Zielsetzung

- Der Patient/die Bezugsperson erkennt die ursächlichen Faktoren
- Der Patient/die Bezugsperson zeigt die Fähigkeit, mit der Situation umzugehen, und äußert das Gefühl des Selbstvertrauens
- Der Patient/die Bezugsperson beteiligt sich im Rahmen seiner/ihrer Möglichkeiten am Kommunikationstraining
- Der Patient/die Bezugsperson hält sich an die empfohlene Therapie
- Der Patient/die Bezugsperson zeigt zunehmende Sicherheit bei der Kommunikation
- Der Patient zeigt übereinstimmende, verbale/nonverbale Kommunikation
- Der Patient/die Bezugsperson verständigt die Pflegeperson, wenn sich die Symptome verändern
- Der Patient/die Bezugsperson beherrscht Techniken/Kommunikationsformen, um eine Sprachunsicherheit zu verhindern und/oder zu korrigieren

---

* Achtung: Inhalt abweichend vom Original → Originaltext siehe: Doenges M.E. et al., 2002, S. 459 f

- Der Patient äußert verbal/nonverbal eine Besserung in seinem Wohlbefinden (physisches, psychisches, soziales)
- Der Patient/die Bezugsperson berichtet über Reduzierung von Angst und Stress
- Der Patient fühlt sich verstanden – seine Bedürfnisse werden erkannt
- Am Patienten sind Zeichen sichtbar, welche auf Reduzierung von Angst und Stress hindeuten

5. Maßnahmen

5.1 Erkennen/Ermitteln/Beobachten ...

- individueller Bedürfnisse/Ressourcen
- des Wissensstandes des Patienten/der Bezugsperson hinsichtlich der vorliegenden Kommunikationsdefizite und deren Behandlung
- ursächlicher/beeinflussender Faktoren
- des Zeitpunktes hinsichtlich Auftreten und Häufigkeit der Beschwerden
- des Ausmaßes der physischen und psychischen Beeinträchtigung
- der Reaktion während und nach Therapien
- des Bewusstseinszustandes des Patienten
- der Lebensgewohnheiten des Patienten (z. B. Alkohol oder Einnahme von Medikamenten/ Drogen mit bewusstseinsverändernder Wirkung und Beeinflussung der Sprachmotorik)
- der psychischen Reaktion auf die Sprachbehinderung und den Willen, andere Formen der Kommunikation herauszufinden
- des Ausmaßes der Angst
- der Bezugsperson, um das Sprachentwicklungsniveau und das Sprachverständnis des Kindes einzuschätzen
- von Sprachmustern, Wortschatz, Kommunikationsformen und dem Gebrauch von Gesten
- der Umweltfaktoren, die die Kommunikation beeinträchtigen können (Lärmpegel)
- welche Sprache der Patient spricht sowie seinen kulturellen Hintergrund feststellen
- einer Person, die die Sprachbarriere überbrückt

5.2 Maßnahmen

5.2.1 Pflegerische Maßnahmen

- Aufbauen einer Beziehung zum Patienten/zur Bezugsperson
- Verbale/nonverbale Aussagen beachten – aufmerksam zuhören
- Blickkontakt halten (kulturelle Unterschiede)
- Kommunikation einfach und klar gestalten, viele Formen der Kommunikation ausprobieren
- Ruhige Haltung bewahren – dem Patienten genügend Zeit zum Antworten lassen
- Die Sprechgeschwindigkeit der Aufnahmefähigkeit des Patienten anpassen
- Berücksichtigung der Bedürfnisse des Patienten bis zum Eintreten einer wirksamen Kommunikation
- Atemübungen zur Entspannung
- Angstvermeidung/Stressminderung
- Für ruhige Umgebung/angenehme Atmosphäre sorgen

- Vermitteln von Sicherheit (Unterstützung bei der Kommunikation)
- Verwenden/Bereitstellen von Hilfsmitteln – Bildtafeln
- Überprüfen von Hörhilfen
- Verminderung von Reizüberflutung
- Häufigen Personalwechsel vermeiden (Bezugspflege) – Bezugspflege/Vertrauensperson setzt keine schmerzhaften Pflegehandlungen
- Dokumentation der durchgeführten Maßnahmen und des Verlaufs

5.2.2 Maßnahmen lt. AVO

- Ergotherapie
- Logopädie
- Beiziehen eines Dolmetschers
- Psychologische Betreuung
- Hörprüfung/Sehtest

5.3 Fördern des Wohlbefindens – Unterstützung/Beratung/Ausbildung

- Empathie
- Beachten individueller Bedürfnisse
- Beachten vorhandener Ressourcen
- Information des Patienten/der Bezugsperson über Kommunikationstechniken und Hilfsmitteln
- Motivation des Patienten/der Bezugsperson, sich bei Problemen zu melden
- Information des Patienten/der Bezugsperson hinsichtlich Maßnahmen
- Therapeutische Anwendungen – Anleitung/Unterstützung/Überwachung und Evaluierung der Wirksamkeit
- Unterstützen des Patienten/der Bezugsperson beim Erlernen und Anwenden von therapeutischen Kommunikationsregeln (Feedback, aktives Zuhören, Ich-Botschaften)
- Soziale Integration
- Förderung der Sicherheit und Selbstständigkeit des Patienten/der Bezugsperson durch Anleitung bezüglich technischer Hilfsmittel
- Anbieten/Vermitteln professioneller Berufsgruppen zur Unterstützung
- Entlastung der Bezugsperson

5.4 Prävention/Prophylaxe

- Aufklärung/Information

6. Ressourcen
6.1 Der Patient ...

- kann sich verbal/nonverbal verständigen – will sich mitteilen
- spricht/versteht die lokale Sprache
- akzeptiert die Maßnahmen inkl. der dafür notwendigen Vorgaben zur Durchführung
- äußert Verständnis
- zeigt Kooperationsbereitschaft
- hält Vereinbarungen ein
- holt sich die notwendige Unterstützung
- erkennt individuelle Risikofaktoren
- vermeidet Risikofaktoren
- führt Maßnahmen unter Anleitung durch
- erkennt Grenzen der eigenen Belastbarkeit
- verfügt über ein unterstützendes soziales Umfeld

6.2 Die Bezugsperson ...

- motiviert den Patienten und lenkt ihn bei Bedarf ab
- akzeptiert die Pflegemaßnahmen inkl. der dafür notwendigen Vorgaben zur Durchführung
- spricht/versteht die lokale Sprache
- äußert Verständnis
- zeigt Kooperationsbereitschaft
- hält Vereinbarungen ein
- holt sich die notwendige Unterstützung
- erkennt/vermeidet Risikofaktoren
- führt Maßnahmen unter Anleitung durch
- führt Maßnahmen selbst durch
- erkennt und meldet Veränderungen
- erkennt Grenzen der eigenen Belastbarkeit
- schafft bzw. verfügt über ein unterstützendes soziales Umfeld

Literatur: NANDA International (2005) NANDA-Pflegediagnosen – Definition und Klassifikation 2005 – 2006. Huber, Bern.
Doenges ME, Moorhouse MF, Geissler-Murr AC (2002) Pflegediagnosen und Maßnahmen. Verlag Hans Huber, Bern, 3. Auflage.

Soziale Isolation

Michaela Gansch, Brigitte Rauchöcker, Margret Weissenbacher

Einführung

Zur Entstehung sozialer Isolation können zahlreiche Faktoren beitragen, die zum Teil untereinander in einer Wechselbeziehung stehen und sich wechselseitig verstärken können. Fast alle Faktoren kreisen um die Frage, inwieweit kann sich das Kind/der Jugendliche in die Gemeinschaft einbringen und sich in ihr behaupten. Dies ist eine unabdingbare Voraussetzung dafür, soziale Kontakte befriedigend zu leben.

Dabei ist es möglich, dass ein Kind/ein Jugendlicher subjektiv unter sozialer Isolation und somit Einsamkeit leidet, obwohl nach objektiven Maßstäben eine ausreichende Zahl an sozialen Kontakten erfolgt.

Im Krankenhausalltag begegnen wir der sozialen Isolation mit unterschiedlichen Ursachen und Ausprägungen, wissend um die Problematik der sozialen Isolation bei Kindern und Jugendlichen und deren Auswirkung auf die psychosoziale Entwicklung und psychische Gesundheit. Aus diesem Grund wird im Rahmen der multiprofessionellen Betreuung im Kinderkrankenhaus, auf Kinderabteilungen und -stationen massiv sozialer Isolation entgegengewirkt.

Begegnet man der PD „Soziale Isolation" im Rahmen der Hauskrankenpflege, ist es sinnvoll, psychosoziale Berufsgruppen anzubieten bzw. zu vermitteln.

Schwerpunkte in der Kinder- und Jugendlichenpflege

- Berücksichtigung des Entwicklungsstandes des Patienten
- Berücksichtigung kultureller Werte und Normen
- Situationsbedingt erschwerte Kooperation mit Patient/Bezugsperson
- Verbale und nonverbale Äußerungen des Patienten/der Bezugsperson sind zu interpretieren
- Kreative Ablenkung/Motivation
- Integration in das soziale Umfeld
- Interaktionsstörungen
- Empathie

Soziale Isolation

Taxonomie 1 R: In Beziehung treten (3.1.2/1982)
Taxonomie 2: Wohlbehagen, soziales Wohlbehagen (00053/1982)
NANDA-Originalbezeichnung: „Social Isolation"
[Thematische Gliederung: Soziale Interaktion]

1. Definition

Ein Zustand des Alleinseins, den ein Mensch als von anderen auferlegt empfindet und als negativ oder bedrohlich erlebt.

2. Ätiologie*

- Unfähigkeit, zufriedenstellende soziale Beziehungen einzugehen
  z.B.
  - Sprachbarriere
  - kulturelle Anpassungsprobleme
- Mangelndes Interesse an sozialen Beziehungen, z.B. Leistung, Lernen, Leistungssport, steht im Vordergrund
- Verzögerte Entwicklung
- Interessen und Aktivitäten, die nicht der Altersstufe oder Entwicklung entsprechen
- Nicht akzeptierte soziale Verhaltensweisen/Wertvorstellungen
- Außenseiter/Ausgrenzung
- Unzureichende persönliche Ressourcen
- Veränderter Gesundheitszustand
- Therapeutische Isolation
- Suchtkrankheit
- Körperliche Veränderungen, Veränderungen der äußeren Erscheinung
- Veränderung des Geisteszustandes
- Traumatische Ereignisse oder Vorkommnisse, die körperlichen Schmerz verursachen
- Traumatische Ereignisse oder Vorkommnisse, die seelischen Schmerz verursachen (Tod/Trennung von Bezugspersonen)

DD: z.B.
  - Beeinträchtigte soziale Interaktion
  - Schmerz akut/chronisch
  - Angst

---

* Achtung: Inhalt abweichend vom Original → Originaltext siehe: Doenges M.E. et al., 2002, S. 454

3. Zeichen/Symptome*

3.1 Subjektiv

- Verbale Äußerung über
  - das Gefühl, alleingelassen zu werden
  - das Gefühl, abgelehnt zu werden
  - Wertvorstellungen, die für die dominante kulturelle Gruppe inakzeptabel sind
  - das Gefühl, „anders als die anderen" zu sein
  - ungenügenden oder fehlenden Lebenssinn/-inhalt
  - die Unfähigkeit, die Erwartungen anderer zu erfüllen
  - die Unsicherheit in der Öffentlichkeit
  - die Unfähigkeit, allgemeine Normen der Gesellschaft anzunehmen

3.2 Subjektiv/objektiv

- Fehlendes Selbstwertgefühl
- Interessen und Aktivitäten, die nicht der Altersstufe oder Entwicklung entsprechen
- Ablehnender Ausdruck in Stimme und Verhalten
- Gefühlsarmut

3.3 Objektiv

- Fehlen von Bezugspersonen, die Unterstützung geben
- Trauriger, emotionsloser Ausdruck
- Sozialer Rückzug
- Verschlossenheit
- Leben in einer Subkultur
- Fehlender Blickkontakt
- Vermitteln von negativen Handlungsweisen (verbal und nonverbal)
- Gedankenversunkenheit, wiederholte sinnlose Handlungen
- Verhaltensweisen, die für die dominante kulturelle Gruppe inakzeptabel sind
- Offensichtliche körperliche oder geistige Behinderung
- Veränderung des Wohlbefindens
- Körpersprache

4. Zielsetzung

- Der Patient/die Bezugsperson erkennt Ursachen der Isolation und beteiligt sich an der Entwicklung eines Plans, um die sozialen Kontakte zu fördern
- Der Patient/die Bezugsperson erkennt die Notwendigkeit der therapeutischen Isolation und kann im Rahmen des Möglichen soziale Kontakte pflegen

---

* Achtung: Inhalt abweichend vom Original → Originaltext siehe: Doenges M.E. et al., 2002, S. 454 f

- Der Patient/die Bezugsperson weiß über die Bedeutung sozialer Kontakte (zu Gleichaltrigen) Bescheid
- Der Patient äußert die Bereitschaft, mit anderen Personen Beziehungen aufzunehmen
- Der Patient nimmt an sozialen Aktivitäten/Programmen teil
- Der Patient drückt ein erhöhtes Selbstwertgefühl aus
- Der Patient äußert verbal eine Besserung in seinem Wohlbefinden (körperliches, psychisches, soziales)
- Der Patient signalisiert Freude beim Spiel mit anderen Kindern/am Kontakt mit anderen Personen
- Der Patient kann Lebenssinn und Lebensinhalt verbalisieren
- Der Patient fühlt sich in einer Gruppe akzeptiert

5. Maßnahmen

5.1 Erkennen/Ermitteln/Beobachten ...

- individueller Bedürfnisse/Ressourcen
- ursächlicher/beeinflussender Faktoren, Risikofaktoren
- von Hindernissen für soziale Kontakte
- von isolationsfördernden Verhaltensweisen (Computerspiele, Meiden von Gemeinschaftsspielen)
- von Faktoren, die das Gefühl der Hilflosigkeit begünstigen können (Verlust eines Elternteils oder sonstiger Bezugspersonen)
- ob Suchtmittel konsumiert wurden
- der Gefühle von Hoffnung und Bewältigungsfähigkeit
- des zur Verfügung stehenden sozialen Netzes

5.2 Maßnahmen

5.2.1 Pflegerische Maßnahmen

- Einbeziehen des Patienten/der Bezugsperson in die Pflege
- Unterstützung bei der Herstellung sozialer Kontakte zu Gleichaltrigen, z. B. während des Krankenhausaufenthaltes
- Für stimulierende Umgebung sorgen (offene Vorhänge, Bilder, Fernsehen, Radio, Internet)
- Unterstützen der Teilnahme an adäquaten Aktivitäten
- Umstände mildern, die zum Isolationsgefühl des Patienten führen
  - Sich Zeit für den Patienten nehmen
  - Aufbau einer therapeutischen Beziehung zwischen Pflegeperson/Patient
  - Freiwillige Helfer, Sozialarbeiter, Seelsorger miteinbeziehen
  - Mit dem Patienten einen Aktionsplan erstellen
  - Für einen Platz in einem geschützten Umfeld sorgen
  - Erkennen von Ressourcen bei Fremdsprachigkeit
  - Freie Besuchszeiten und/oder Telefonkontakte ermöglichen
- Dokumentation der durchgeführten Maßnahmen und des Verlaufs

5.2.2 Maßnahmen lt. AVO

- Psychologische Begleitung
- Sozialarbeiter
- Ergotherapie
- Heilpädagoge

5.3 Fördern des Wohlbefindens – Unterstützung/Beratung/Ausbildung

- Empathie
- Beachten individueller Bedürfnisse
- Beachten vorhandener Ressourcen
- Anwesenheit signalisieren
- Unterstützung des Patienten beim Erlernen von Problemlösungsstrategien
- Unterstützung des Patienten beim Erlernen von sozialen Fähigkeiten
- Förderung des Selbstwertgefühls und der Aktivitäten
- Kontakte zu externen Organisationen herstellen
- Entlastung der Bezugsperson

5.4 Prävention/Prophylaxe

- Aufklärung/Information über verursachende Faktoren
- Dem Patienten/der Bezugsperson helfen, zwischen Isolation und freiwilligem Alleinsein zu unterscheiden, um nicht in einen unerwünschten Zustand zu geraten
- Information des Patienten/der Bezugsperson über die Bedeutung sozialer Kontakte (Sport, Kindergarten, Schule, Vereine, Hobbys)
- Aufklärung/Information über Risikofaktoren
  z. B.
  - sozialer Rückzug
  - Leben in Subkulturen
  - Fehlen gleichaltriger Spielkameraden
  - hoher Leistungsanspruch des Patienten oder der Bezugsperson

6. Ressourcen
6.1 Der Patient ...

- hat eine positive Lebenseinstellung
- ist zielorientiert
- reflektiert Lebenssinn und Lebensinhalt
- lässt sich ablenken/motivieren
- teilt sich verbal/nonverbal mit
- kann subjektive Symptomatik beschreiben

- akzeptiert die Maßnahmen inkl. der dafür notwendigen Vorgaben zur Durchführung
- führt Maßnahmen unter Anleitung durch
- führt Maßnahmen vollständig selbst durch
- äußert Verständnis
- zeigt Kooperationsbereitschaft
- hält Vereinbarungen ein
- holt sich die notwendige Unterstützung
- zeigt Interesse, soziale Kontakte zu knüpfen
- erkennt und meldet Veränderungen
- erkennt die Grenzen der eigenen Belastbarkeit
- verfügt über ein unterstützendes soziales Umfeld

6.2 Die Bezugsperson ...

- motiviert den Patienten und lenkt ihn bei Bedarf ab
- akzeptiert die Maßnahmen inkl. der dafür notwendigen Vorgaben zur Durchführung
- äußert Verständnis
- zeigt Kooperationsbereitschaft
- hält Vereinbarungen ein
- holt sich die notwendige Unterstützung
- führt Maßnahmen unter Anleitung durch
- führt Maßnahmen vollständig selbst durch
- erkennt und meldet Veränderungen
- erkennt die Grenzen der eigenen Belastbarkeit
- schafft bzw. verfügt über ein unterstützendes soziales Umfeld

Literatur: NANDA International (2005) NANDA-Pflegediagnosen – Definition und Klassifikation 2005 – 2006. Huber, Bern.
Doenges ME, Moorhouse MF, Geissler-Murr AC (2002) Pflegediagnosen und Maßnahmen. Verlag Hans Huber,
Bern, 3. Auflage.

Rollenüberlastung pflegender Angehöriger

Johanna Göb, Angelika Krutil, Manuela Smetana

Einführung

„Pflege kann nur gut gehen, wenn es den Pflegenden selbst gut geht!"

Diese Pflegediagnose beschreibt die Schwierigkeit einer Bezugsperson, eine Umgebung zu schaffen, zu erhalten oder wiederherzustellen, in der sich ein Kind/ein Jugendlicher optimal entwickeln und entfalten kann.

Eine Überforderung bei der Bezugsperson tritt ein, wenn ein Ungleichgewicht zwischen Beanspruchung und Entlastung/Ressourcen (z.B. adäquate Bewältigungsmöglichkeiten, ausreichende persönliche Stabilität) entsteht.

Somit werden die Wahrnehmungs- und Handlungsfähigkeiten der Bezugsperson eingeschränkt oder blockiert und die Fähigkeiten zur Selbststeuerung beeinträchtigt oder gar außer Kraft gesetzt.

Angesichts der Pflegebelastung, eigener gesundheitlicher Probleme und der emotionalen Belastungen in der Beziehung zum Patienten können sich körperliche, geistige, soziale und/oder seelische Beeinträchtigungen bei der Bezugsperson einstellen.

Schwerpunkte in der Kinder- und Jugendlichenpflege

- Aufklärung der Bezugspersonen ohne Schuldzuweisung
- Sensible Wahrnehmung für evtl. Gefährdung der Kinder/Jugendlichen
- Schaffen von positiven Rahmenbedingungen für die optimale Entwicklung
- Unterstützung des Wohlbefindens
- Motivation zur Veränderung des Lebensstils
- Empathie

Rollenüberlastung pflegender Angehöriger

Taxonomie 1 R: In Beziehung treten (3.2.2.1/1992; R 1998; R 2000)
Taxonomie 2: Rolle/Beziehung, Fürsorgerolle (00061/1992; R 1998; R 2000)
NANDA-Originalbezeichnung: „Caregiver Role Strain"
[Thematische Gliederung: Soziale Interaktion]

1. Definition

Wahrgenommene Schwierigkeiten pflegender Angehöriger/Laien in ihrer Fürsorgerolle.
Anmerkung: Unter „Angehörige" sind nicht nur Familienmitglieder zu verstehen, sondern
z. B. auch gleich- oder gegengeschlechtliche Lebenspartner oder engste Freunde.

2. Ätiologie*

- Fehlender Zugang zu Ressourcen – mangelnde Unterstützung durch soziales Netz
- Unfähigkeit, die eigenen oder die Erwartungen anderer zu erfüllen
- Unrealistische Erwartung an sich selbst
- Schlechte Wohnverhältnisse
- Fehlender Familienzusammenhalt
- Änderungen im Familienverband
- Ungeplante/ungewollte Schwangerschaft
- Spätgebärende
- Niedriger sozioökonomischer Status
- Bestehender Stresszustand – finanzielle, rechtliche, kürzlich erlebte Krise
- Minderjährigkeit der Eltern
- Unfähigkeit, die Bedürfnisse des Kindes vor die eigenen zu stellen
- Unwirksame Bewältigungsstrategien
- Mangelndes Wissen zur Gesundheitserhaltung bei Kindern
- Frühgeburt, (chronische) Krankheit oder Behinderung des Kindes
- Suchtmittelmissbrauch oder –abhängigkeit der Eltern
- Psychische/physische Erkrankungen der Eltern
- Kinder mit Verhaltensauffälligkeiten (z. B. hyperaktive Kinder)

DD: z. B.
- Gefahr einer Rollenüberlastung pflegender Angehöriger/Laien
- Beeinträchtigung elterlicher Fürsorge
- Gefahr einer beeinträchtigten elterlichen Fürsorge
- Gefahr einer beeinträchtigten Eltern-Kind-Bindung

---

* Achtung: Inhalt abweichend vom Original → Originaltext siehe: Doenges M.E. et al., 2002, S. 584 ff

- Beeinträchtigung der sozialen Interaktion
- Soziale Isolation
- Wissensdefizit
- Elternrollenkonflikt
- Alkoholismusbedingt gestörte Familienprozesse
- Unwirksames familiäres Coping
- Unterbrochene Familienprozesse

3. Zeichen/Symptome*

3.1 Subjektiv

- Verbale Äußerung von Überforderung – physisch, psychisch, sozial
- Veränderungen der Pflegenden: Gastrointestinale Störungen, Gewichtsveränderungen, Hypertonie, Erschöpfung

3.2 Subjektiv/objektiv

- Aufmerksamkeit suchen
- Geringes Selbstwertgefühl
- Unverständnis in der Umgebung
- Angstzustände
- Ärger, Frustration, Wut
- Gestörter Schlaf
- Fehlende Zeit, um eigene Bedürfnisse zu befriedigen

3.3 Objektiv

- Soziale Vereinsamung
- Diagnostik von physischen, psychischen und sozialen Beeinträchtigungen
- Mangelnde Anerkennung
- Vernachlässigung der zu Pflegenden – Schwierigkeiten, die erforderliche Pflege auszuführen
- Inadäquate Pflege
- Alkohol- und Drogenmissbrauch bei Überforderung
- Erschöpfungsdepressionen
- Familienkonflikte
- Verschlechterung des Gesundheitszustandes von pflegenden Angehörigen

4. Zielsetzung

- Die Bezugsperson äußert realistische Kenntnisse und Erwartungen an die Elternrolle
- Die Bezugsperson erkennt und spricht über ihre Probleme bei der Erziehung und Pflege

---

* Achtung: Inhalt abweichend vom Original → Originaltext siehe: Doenges M.E. et al., 2002, S. 586 f

- Die Bezugsperson erkennt eigene Stärken, individuelle Bedürfnisse und Möglichkeiten/Ressourcen
- Die Bezugsperson zeigt angemessene Verhaltensweisen im Umgang mit Ärger und Frustration, ohne das Kind seelisch und körperlich zu verletzen
- Die Bezugsperson zeigt eine intakte Interaktion mit dem Patienten
- Die Bezugsperson hält das individuelle Behandlungsprogramm ein
- Die Bezugsperson hält sich an empfohlene Therapien
- Die Pflege ist optimiert
- Die Bezugsperson zeigt Veränderungen in Verhalten und Lebensweise, um die übernommenen Aufgaben zu bewältigen
- Die Bezugsperson kennt die Grenzen der eigenen Belastbarkeit
- Die Bezugsperson schafft/nützt ein unterstützendes Umfeld
- Die Bezugsperson äußert eine Besserung im Wohlbefinden (physisch, psychisch, sozial)
- Bezugsperson kann Hilfe annehmen
- Der Patient ist frei von Verletzungen durch Gewalt/Missbrauch/mangelnde Fürsorge
- Der Patient ist im Verhalten unauffällig, weist altersentsprechende Entwicklung auf

5. Maßnahmen

5.1 Erkennen/Ermitteln/Beobachten ...

- individueller Bedürfnisse und Ressourcen der Bezugsperson
- des Pflegeaufwandes
- der Reaktion des Patienten auf einzelne Pflegehandlungen
- des Ausmaßes der Überforderung
- der Arbeitsweise der Bezugsperson
- des Wissensstandes der Bezugsperson hinsichtlich der Erziehung und Pflege
- des Allgemeinbefindens der Bezugsperson (z.B. Stress, Angstzustände, Unruhe)
- individueller kultureller Gewohnheiten
- der Motivation der Bezugsperson bezüglich Durchführung der Pflegehandlung
- des Umfeldes und der personellen Ressourcen

5.2 Maßnahmen

5.2.1 Pflegerische Maßnahmen

- Fördern des Selbstwertgefühls
- Förderung der sozialen Integration – Treffen mit anderen Pflegenden
- Positive Aufarbeitung bei Rückschlägen
- Bezugsperson ermutigen, negative Emotionen auszusprechen
- Schulung von Bezugspersonen auf einzelne Pflegehandlungen
- Hilfestellungen für Bezugspersonen, um Tätigkeiten des täglichen Lebens koordinieren zu können – Tagesablauf zu optimieren
- Erstellen eines Netzwerkes für die optimale Versorgung des Patienten
- Entlastungspflege
- Strategien erarbeiten, die die Pflege vereinfachen und verbessern

5.2.2 Maßnahmen lt. AVO

- Sozialarbeiter
- Kinderhauskrankenpflege
- Psychologische Begleitung
- Physiotherapie
- Ergotherapie
- Medikamentöse Therapie

5.3 Fördern des Wohlbefindens – Unterstützung/Beratung/Ausbildung

- Empathie
- Beachten der individuellen Bedürfnisse
- Beachten vorhandener Ressourcen
- Involvieren aller verfügbaren Betreuungspersonen in den Lernprozess
- Beratung/Schulung zur Steigerung der Pflegekompetenz
- Information über Unterstützungssysteme
- Information der Eltern (z. B. über Zeiteinteilung, Setzen von Grenzen, Methoden zum Stressabbau)
- Ermutigung zu Elternbildungskursen (z. B. Kommunikation, Problemlösungsstrategien)
- Anschaffung von Hilfsmitteln zur Erleichterung des Pflegealltags
- Informationen über finanzielle/rechtliche Unterstützung
- Ermutigung der Eltern, positive Möglichkeiten zur Erfüllung ihrer eigenen Bedürfnisse zu finden (z. B. Kino, Essengehen, Zeiteinteilung für eigene Interessen)
- Anbieten/Vermitteln von Selbsthilfegruppen
- Anbieten/Vermitteln von professionellen Berufsgruppen
- Information über arbeitserleichternde Methoden (z. B. Kinästhetik)
- Anbieten von geeigneter Literatur

5.4 Prävention/Prophylaxe

- Aufklärung/Information über wirksame Maßnahmen zur Risikovermeidung und deren Anwendung
- Information der Bezugsperson über die Wichtigkeit von sozialen Kontakten
- Sensibilisierung der Bezugsperson hinsichtlich „kritischer" Situationen (Rückschläge)
- Aktives Zuhören
- Hervorheben von Stärken der Bezugsperson/des Patienten (sich nicht nur an Defiziten orientieren)

6. Ressourcen
6.1 Der Patient ...

- äußert sich verbal/nonverbal über sein Wohlbefinden
- akzeptiert Maßnahmen
- akzeptiert andere Betreuungspersonen
- signalisiert Kooperationsbereitschaft

6.2 Die Bezugsperson ...

- hat eine positive Lebenseinstellung
- hat eine positive Beziehung zum Patienten
- erkennt und meldet Veränderungen
- führt Maßnahmen unter Anleitung durch
- führt Maßnahmen selbstständig durch
- äußert Verständnis für die Situation des Patienten
- zeigt Kooperationsbereitschaft
- hält Vereinbarungen ein
- holt sich die notwendigen Informationen
- erkennt die Grenzen der eigenen Belastbarkeit
- erkennt die eigenen Bedürfnisse und steht dazu
- verfügt über wirksame Problemlösungsstrategien
- schafft bzw. verfügt über ein unterstützendes soziales Umfeld
- stellt Kontakt zu Selbsthilfegruppen her
- akzeptiert Hilfe von professionellen Berufsgruppen (z. B. Kinderhauskrankenpflege)

Literatur: NANDA International (2005) NANDA-Pflegediagnosen – Definition und Klassifikation 2005 – 2006. Huber, Bern.
Doenges ME, Moorhouse MF, Geissler-Murr AC (2002) Pflegediagnosen und Maßnahmen. Verlag Hans Huber, Bern, 3. Auflage.

Wissensdefizit

Elisabeth Horvath, Anneliese Kröpfl, Ursula Molidor, Christa Tax

Einführung

Um die Pflegediagnose „Wissensdefizit" im Besonderen bei Kindern und Jugendlichen stellen zu können, bedarf es einer intensiven Auseinandersetzung mit dem Patienten und seinem sozialen Umfeld. Im Speziellen sind Alter und der geistige Entwicklungszustand zu berücksichtigen.

Es geht um die Bereitschaft und das Wollen des Patienten, Wissen zu erwerben, aufzunehmen, zu verarbeiten und zu verstehen, denn Wissen wird individuell verarbeitet und interpretiert.

Es handelt sich um eine diffizile Pflegediagnose, die von der Pflegefachkraft eine genaue Beobachtung und Analyse der verbalen und nonverbalen Äußerungen des Patienten erfordert.

Hier sind ausführliche Gespräche, die ein hohes Kommunikationsniveau aufweisen und sich an der Aufnahmefähigkeit und Bereitschaft des Patienten/der Bezugsperson orientieren, zu führen. Es sind Wortschatz und Sprechgeschwindigkeit einfühlsam anzupassen und der Wert der Wiederholung von Informationen ist nicht außer Acht zu lassen. Das erfordert von der Pflegeperson Geduld und aktives Zuhören.

Schwerpunkte in der Kinder- und Jugendlichenpflege

- Berücksichtigung des Alters und Entwicklungszustandes des Patienten
- Erschwerte Aufklärung
- Situationsbedingt erschwerte Kooperation mit Patient/Bezugsperson
- Überwindung von Angst
- Methodenvielfalt/Neugierde wecken
- Motivation
- Empathie

Wissensdefizit

Taxonomie 1 R: Wissen (8.1.1/1980)
Taxonomie 2: Perzeption/Kognition, Kognition (00126/1980)
NANDA-Originalbezeichnung: „Knowledge deficient"
[Thematische Gliederung: Lehren/Lernen]

1. Definition

Ein Fehlen oder Mangel an kognitiven Informationen zu einem bestimmten Thema. [Mangel an spezifischen Informationen, die für den Patienten/seine Angehörigen notwendig sind, um sinnvolle Entscheidungen im Zusammenhang mit Gesundheitszustand/Therapien/Veränderungen der Lebensweise zu treffen.]

2. Ätiologie*

- Kein Zugang zu Informationen
- Fehlinterpretation von Informationen – Bezugsperson (z. B. Ausdrucksweise, Höreinschränkung/-verlust)
- Mangelnde Vertrautheit mit den Informationsquellen
- Mangelndes Erinnerungsvermögen
- Kognitive Einschränkung
- Fehlendes Interesse am Lernen
- Wunsch des Patienten/der Bezugsperson, keine Informationen zu erhalten
- Ungenaue/unvollständige Informationen
- Mangelnde/fehlende Übersetzung/bei Sprachbarrieren (Dolmetscher)
- Unfähigkeit, Informationsunterlagen und -quellen zu nutzen (kulturelle und/oder sprachliche Probleme)
- Mangelndes Selbstbewusstsein – Angst vor sozialer Abwertung
- Resignation
- Psychische Überbelastung (Verdrängung)
- Erkrankungen (psychisch, physisch) / Körperbildstörung (Adipositas, Anorexie)
- Beeinflussung durch Drogen, Alkohol, Medikamente (Patient/Bezugsperson)
- Alters- und entwicklungsbedingte Unfähigkeit/Unselbstständigkeit, Wissen zu erwerben und situationsgerecht zu handeln (>14. LJ, > 18. LJ)

DD: z. B.
- Angst
- Denkprozesse gestört
- Entwicklung und Wachstum verzögert
- Furcht
- Hoffnungslosigkeit

---

* Achtung: Inhalt abweichend vom Original → Originaltext siehe: Doenges M.E. et al., 2002, S. 880

- verbale Kommunikation beeinträchtigt
- chronisch geringes Selbstwertgefühl

3. Zeichen/Symptome*

3.1 Subjektiv

- Äußerung des Problems
- Ersuchen um Informationen
- Äußerungen, die auf Missverständnisse hinweisen

3.2 Subjektiv/objektiv

–

3.3 Objektiv

- Ungenaue, falsche Durchführung einer Anweisung
- Nicht angemessene/übertriebene Verhaltensweise (erregt, apathisch)
- Körpersprache negativ
- Desinteresse, Teilnahmslosigkeit

4. Zielsetzung

- Der Patient/die Bezugsperson äußert/vermittelt Wohlbefinden (körperliches, psychisches und soziales)
- Der Patient/die Bezugsperson kennt verursachende Faktoren
- Der Patient/die Bezugsperson zeigt zunehmendes Interesse
- Der Patient/die Bezugsperson übernimmt Verantwortung für das Lernen
- Der Patient/die Bezugsperson holt Informationen ein und stellt Fragen
- Der Patient/die Bezugsperson äußert, den Gesundheitszustand bzw. die Krankheit und die Behandlung zu verstehen
- Der Patient/die Bezugsperson führt notwendige Maßnahmen korrekt aus und begründet sie
- Der Patient/die Bezugsperson setzt die erworbenen Fähigkeiten in allen Bereichen (in Bezug auf Situation, Umfeld und Persönlichkeit) um
- Der Patient/die Bezugsperson leitet notwendige Veränderungen der Lebensweise ein und nimmt am Behandlungsplan teil
- Der Patient/die Bezugsperson überwindet Angst und wirkt kooperativ
- Der Patient/die Bezugsperson zeigt eine Verbesserung im Kommunikationsverhalten

---

* Achtung: Inhalt abweichend vom Original → Originaltext siehe: Doenges M.E. et al., 2002, S. 880

5. Maßnahmen

5.1 Erkennen/Ermitteln/Beobachten ...

- individueller Bedürfnisse/Ressourcen
- des Wissensstandes des Patienten/der Bezugsperson
- ursächlicher/beeinflussender Faktoren
- von Lernbereitschaft, Lernbedürfnissen und Lernfortschritt
- des Kommunikationsverhaltens
- sozialer Ressourcen und Unterstützungssysteme
- der physischen, psychischen und kognitiven Beeinträchtigung
- persönlicher Faktoren (z. B. Alter)
- kultureller Bedürfnisse und Sprachbarrieren
- der Motivation des Patienten/der Bezugsperson
- von Angstzeichen/Angstverhalten, die das Wissen blockieren

5.2 Maßnahmen

5.2.1 Pflegerische Maßnahmen

- Aufbauen einer förderlichen Beziehung zum Patienten/zur Bezugsperson
- Kommunikation einfach und klar gestalten
- Gesprächsführung zur Angstvermeidung/Stressminderung
- Formulieren messbarer Lernziele, Evaluieren der Zielsetzungen
- Lernfortschritt/-erfolge für Patient/Bezugsperson sichtbar machen
- Einbeziehen des Patienten/der Bezugsperson
- Patient/Bezugsperson Informationsmaterial zur Verfügung stellen
- Häufigkeit, Zeitpunkt und Dauer der Lernphasen den Bedürfnissen des Patienten/ der Bezugsperson anpassen
- Aktive Teilnahme am Lernprozess unterstützen
- Durch positives Feedback Selbstwertgefühl stärken
- Aktives Zuhören
- Geduldige Informationsvermittlung
- Praktische Informationsvermittlung während Routinemaßnahmen

5.2.2 Maßnahmen lt. AVO

- Beiziehen des Dolmetschers
- Ergotherapie
- Psychologische Betreuung

- hält Vereinbarungen ein
- holt sich selbst die notwendige Unterstützung
- erkennt und meldet Veränderungen
- erkennt individuelle Risikofaktoren
- weiß über Nebenwirkungen von Medikamenten, Alkohol und Drogen Bescheid
- erkennt die Grenzen der eigenen Belastbarkeit
- verfügt über ein unterstützendes soziales Umfeld

6.2 Die Bezugsperson ...

- motiviert den Patienten
- zeigt Interesse
- teilt sich verbal mit
- erkennt individuell wirksame Maßnahmen zur Förderung des Wissens
- äußert Verständnis
- zeigt Kooperationsbereitschaft
- hält Vereinbarungen ein
- holt sich selbst die notwendige Unterstützung
- erkennt und meldet Veränderungen
- erkennt individuelle Risikofaktoren
- weiß über Nebenwirkungen von Medikamenten, Alkohol und Drogen Bescheid
- führt Lernkontrollen durch
- unterstützt Förderprogramme (z. B. Gedächtnistraining)
- führt Förderprogramme durch
- stellt Kontakt zu Therapie/Selbsthilfegruppen her
- erkennt die Grenzen der eigenen Belastbarkeit
- schafft bzw. verfügt über ein unterstützendes soziales Umfeld

Literatur: NANDA International (2005) NANDA-Pflegediagnosen – Definition und Klassifikation 2005 – 2006. Huber, Bern.
Doenges ME, Moorhouse MF, Geissler-Murr AC (2002) Pflegediagnosen und Maßnahmen. Verlag Hans Huber, Bern, 3. Auflage.

Literatur

Berg A, Schlopsna J, Werbke RS (2003) Mundpflege/ Stomatitis. PRInternet Pflegezeitschrift 7–8: 39 ff

Biesalsky HK et al (Hrsg) (1999) Ernährungsmedizin. Georg Thieme Verlag, Stuttgart, 240–245

Bruijns S, Buskop-Kobussen M (1999) Pflegediagnosen und -interventionen in der Kinderkrankenpflege. Urban & Fischer Verlag, München, 1. Auflage

Carpenito L J (1997) Handbook of Nursing Diagnosis, 7th Edition. Übersetzung durch die Arbeitsgruppe Pflegediagnosen im Kinderbereich, KAV Wien

Collier I, McCash KE, Bartram JM (1998) Arbeitsbuch Pflegediagnosen. Ullstein Medical, Wiesbaden

Doenges ME, Moorhouse MF, Geissler-Murr AC (2002) Pflegediagnosen und Maßnahmen. Verlag Hans Huber, Bern, 3. Auflage

EACH – European Association for Children in Hospital (2002) Charta für Kinder im Spital & Erläuterungen. Verlag Kind & Spital, Schweiz, S. 11

Gordon M (1998) Handbuch: Pflegediagnosen. Ullstein Medical, Wiesbaden

Grimm H, Sabersky A (2002) Mund auf, Augen auf. Der Ernährungsberater für Eltern und Kinder. Droemer, München

Hanreich I (2000) Essen und Trinken im Kleinkinderalter. I. Hanreich Verlag, 1. Auflage

Holoch E, Gehrke U, Knigge-Demal B, Zoller E (1999) Lehrbuch Kinderkrankenpflege. Verlag Hans Huber, Bern

Kloos HD (1999) Schmerzkonzepte von Kindern und Jugendlichen. Kinderkrankenschwester 7/1999: 282–284

Kloos HD (1999) Schmerzkonzepte von Kindern im Vorschul- und frühen Schulalter und ihrer Eltern nach schmerzhaften Interventionen während eines Krankenhausaufenthaltes Pflege 3/1999: 173–182

Kloos HD (2000) Methoden der Schmerzeinschätzung für die pflegerische Praxis. Kinderkrankenschwester 2/2000: 47–50 und 3/2000: 107–109

Lauber A, Schmalstieg P (2003) Pflegerische Interventionen 3. Georg Thieme Verlag, Stuttgart

McCaffery M, Beebe A, Latham J (1997) Schmerz, ein Handbuch für die Pflegepraxis. Ullstein Mosby Verlag, Berlin/Wiesbaden

Menche N et al (2000) Pflege Heute. Urban & Schwarzenberg Verlag, München/Jena

Morgan K, Closs JS (2000) Schlaf – Schlafstörung – Schlafförderung. Ein forschungsgestütztes Praxishandbuch für Pflegende. Verlag Hans Huber, Bern

NANDA International (2005) NANDA-Pflegediagnosen – Definition und Klassifikation 2005–2006. Verlag Hans Huber, Bern

Reimer W, Fueller F (1998) Der Pflegeprozess. Universitätsverlag Ulm GmbH, Ulm

Schoberberger R et al (2000) Schlank ohne Diät für Kinder. Kneipp Verlag, Leoben Stuttgart

St. Anna Kinderspital (2003) Pflegestandard: Mundpflege – vor und während der SZT

Stefan H, Allmer F et al (1999) Praxis der Pflegediagnosen. Springer Verlag, Wien, 1. Auflage

Stefan H, Allmer F et al (2000) Praxis der Pflegediagnosen. Springer Verlag, Wien, 2. Auflage

Wegmann H (1997) Die professionelle Pflege des kranken Kindes. Urban & Schwarzenberg Verlag, München/Wien

SpringerKrankenpflege

Harald Stefan, Franz Allmer,
Josef Eberl et al.

Praxis der Pflegediagnosen

Dritte, vollständig überarbeitete und erweiterte Auflage.
2003. XXIII, 805 Seiten. **Mit CD-ROM.**
Broschiert **EUR 59,95**, sFr 98,–
ISBN 978-3-211-00807-2

Die dritte, vollständig überarbeitete und erweiterte Auflage berücksichtigt die neuesten Pflegediagnosen der NANDA (North American
Nursing Diagnosis Association) nach der Taxonomie II aus dem Jahr
2002 sowie 12 neue Diagnosen aus 2003/04. Die neue Auflage stützt
sich auf Erfahrungen von in der Praxis tätigen Gesundheits- und
Krankenpflegern.

Die beigelegte CD-ROM enthält für die leichtere Umsetzung in die
Praxis die pflegediagnosenorientierten Anamnesebögen. Sie bilden in
vielen Krankenhäusern, Pflegeheimen und extramuralen Bereichen die
Grundlage für Anamnesestandards. Die Anamnesebögen leiten von den
Anamneseergebnissen direkt zu den Pflegediagnosen über.

Die Erstellung der korrekten Pflegediagnose erleichtert die Beschreibung
von realistischen Pflegezielen und notwendigen Pflegemaßnahmen,
wobei dieses Handbuch zahlreiche Vorschläge für die Praxis aufzeigt. Imp
lementationsvoraussetzungen, Umsetzungsstrategien und Maßnahmen
zur Personal- und Organisationsentwicklung komplettieren dieses Werk.

SpringerWienNewYork

P.O. Box 89, Sachsenplatz 4–6, 1201 Wien, Österreich, Fax +43.1.330 24 26, books@springer.at, **springer.at**
Haberstraße 7, 69126 Heidelberg, Deutschland, Fax +49.6221.345-4229, SDC-bookorder@springer.com, springer.com
P.O. Box 2485, Secaucus, NJ 07096-2485, USA, Fax +1.201.348-4505, service@springer.com, springer.com
Preisänderungen und Irrtümer vorbehalten.

SpringerMedizin

Eckhard Beubler

Kompendium der Pharmakologie

Gebräuchliche Arzneimittel in der Praxis

2., überarb. u. erw. Aufl.

2007. X, 268 S. 6 Abb.

Broschiert EUR 34,95, sFr 57,–

ISBN 978-3-211-72054-7

Das komplexe Fachgebiet der Pharmakologie wird in diesem Buch anschaulich und leicht lesbar vermittelt. Nach einer kurzen Einleitung über pharmakodynamische und pharmakokinetische Grundlagen werden die wichtigsten und häufig verwendeten Arzneimittel systematisch beschrieben. Ausgehend von den Organsystemen werden Wirkungsmechanismus, Wirkungen, Neben- und Wechselwirkungen besprochen sowie spezielle Ratschläge für Schwangerschaften und Stillzeit ausgeführt. Die 2. Auflage wurde aktualisiert und ein kurzes Kapitel über Prostaglandine ergänzt. Neu ist auch ein Kapitel zum Fachgebiet der Toxikologie. Gasförmige, flüssige, feste sowie pflanzliche und tierische Gifte und Symptome sowie therapeutische Möglichkeiten werden beschrieben. Das Kompendium enthält unentbehrliche Basisinformationen für Studierende der Medizin und Pharmazie. Es ist als Nachschlagewerk ebenso für niedergelassene Ärzte, wie auch für Pflegepersonal und die Hauskrankenpflege geeignet.

Springer Wien New York

P.O. Box 89, Sachsenplatz 4–6, 1201 Wien, Österreich, Fax +43.1.330 24 26, books@springer.at, **springer.at**
Haberstraße 7, 69126 Heidelberg, Deutschland, Fax +49.6221.345-4229, SDC-bookorder@springer.com, springer.com
P.O. Box 2485, Secaucus, NJ 07096-2485, USA, Fax +1.201.348-4505, service@springer-ny.com, springer.com
Preisänderungen und Irrtümer vorbehalten.

SpringerMedizin

Ingrid Pirker-Binder

Biofeedback in der Praxis

Band 2: Kinder

2006. XVIII, 182 Seiten. 50 Abbildungen.
Broschiert **EUR 29,90**, sFr 49,–
ISBN 978-3-211-29190-0

Biofeedback zeigt, wie der Körper auf verschiedene Situationen des täglichen Lebens, wie etwa Stress, Angst oder Freude durch Veränderung der Herzrate, Atmung, Muskelspannung, Fingertemperatur, Hautleitwert reagiert. Es fördert die Selbstwahrnehmung und fördert ein tiefes Verständnis für die eigenen Reaktionsweisen und Handlungsmuster. Kinder haben einen sehr guten Zugang zu dieser Methode und lernen schnell. Erstmalig werden in diesem Buch die Einsatzmöglichkeiten aus der täglichen Praxis von multimodalem Biofeedback und Neurofeedback für die Bedürfnisse der Kinder besprochen, wie z.B. Stressmanagement im Kindergarten, in der Schule, in der Behandlung von Traumatisierungen, in der Psychosomatik, bei ADHD und ADD. Das Therapiekonzept ASTI® – für multimodales Biofeedback wird vorgestellt und Schritt für Schritt erklärt. Zahlreiche Übungsgeschichten runden das Werk gelungen ab. Ein Praxisbuch für Therapeuten, Trainer, Ärzte, Lehrer und Eltern.

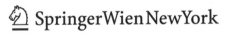 Springer Wien New York

P.O. Box 89, Sachsenplatz 4–6, 1201 Wien, Österreich, Fax +43.1.330 24 26, books@springer.at, **springer.at**
Haberstraße 7, 69126 Heidelberg, Deutschland, Fax +49.6221.345-4229, SDC-bookorder@springer.com, springer.com
P.O. Box 2485, Secaucus, NJ 07096-2485, USA, Fax +1.201.348-4505, service@springer-ny.com, springer.com
Preisänderungen und Irrtümer vorbehalten.

Printed in the United States
By Bookmasters